W. PODWYSSOTSKY
Doyen de la Faculté Impériale de médecine d'Odessa,
Professeur de Pathologie générale
à la même Faculté.

LE KÉPHIR

(Ferment et boisson thérapeutique préparés avec du lait de vache.)

HISTOIRE, PRÉPARATION,
COMPOSITION DE LA BOISSON, MORPHOLOGIE DU FERMENT,
SES MALADIES ; VALEUR PHYSIOLOGIQUE
ET THÉRAPEUTIQUE DU KÉPHIR

Quatre figures dans le texte.

Traduit d'après la cinquième édition russe,
notablement modifiée et augmentée.

PAR

Mlle S. BROIDO et Mme P. ELIACHEFF

AVEC PRÉFACE DE

M. G. HAYEM

PROFESSEUR A LA FACULTÉ DE PARIS
OFFICIER DE LA LÉGION D'HONNEUR

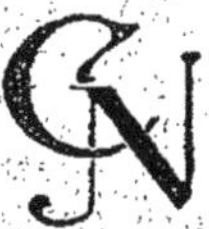

PARIS
C. NAUD, ÉDITEUR
3, RUE RACINE, 3

1902

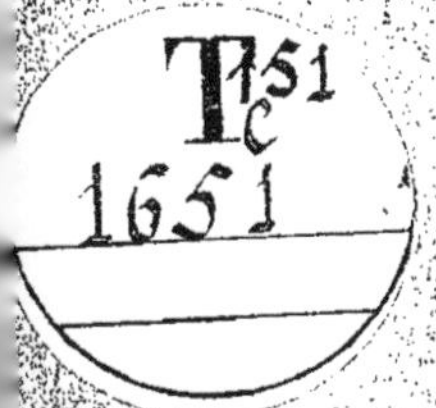

LE KÉPHIR

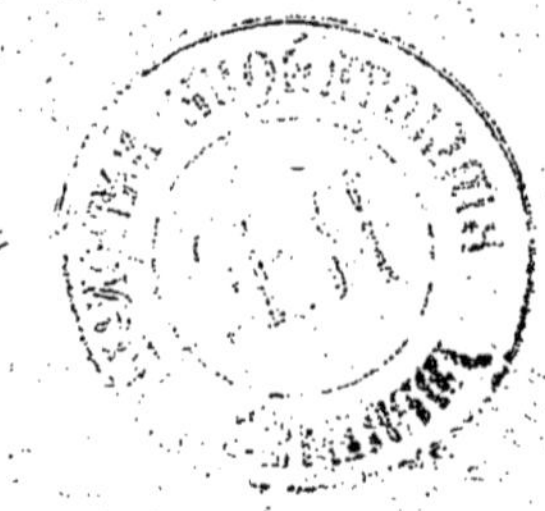

W. PODWYSSOTSKY
Doyen de la Faculté Impériale de médecine d'Odessa,
Professeur de Pathologie générale
à la même Faculté.

LE KÉPHIR

(Ferment et boisson thérapeutique préparés avec du lait de vache.)

HISTOIRE, PRÉPARATION,
COMPOSITION DE LA BOISSON, MORPHOLOGIE DU FERMENT,
SES MALADIES ; VALEUR PHYSIOLOGIQUE
ET THÉRAPEUTIQUE DU KÉPHIR

Quatre figures dans le texte.

Traduit d'après la cinquième édition russe,
notablement modifiée et augmentée.

PAR

Mlle S. BROIDO et Mme P. ELIACHEFF

AVEC PRÉFACE DE

M. G. HAYEM

PROFESSEUR À LA FACULTÉ DE PARIS
OFFICIER DE LA LÉGION D'HONNEUR

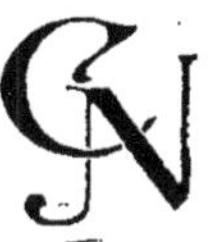

PARIS
C. NAUD, ÉDITEUR
3, RUE RACINE, 3

1902

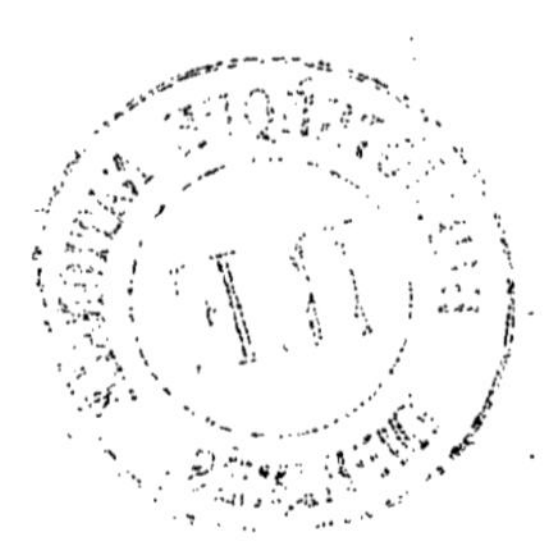

PRÉFACE

Le képhir n'est pas seulement un aliment, c'est un véritable médicament, en ce sens qu'il remplit des indications importantes dans des cas pathologiques bien déterminés.

Cette boisson n'est autre que du lait de vache ayant subi une fermentation particulière, présentant une certaine analogie avec la fermentation chlorhydro-peptique. Modifié par cette fermentation, qui développe de l'acide lactique, le lait est, en quelque sorte, en voie de digestion et apte à être accepté d'emblée par l'intestin. On pourrait dire qu'il représente une sorte de chyme. Voilà, sans doute, pourquoi il convient d'une manière si particulière, d'une part, dans les cas où l'estomac ne sécrète plus de suc actif, de l'autre, lorsque le même organe doit être soumis à un repos aussi complet que possible.

Les résultats qu'on en obtient, dans les conditions pathologiques où il est nettement indiqué, sont des plus remarquables. A une époque comme la nôtre où, grâce à maints travaux, on se préoccupe avec raison bien plus du régime que des drogues, le képhir constitue une conquête précieuse.

Aussi tous les renseignements qui le concernent présentent-ils pour les médecins et les étudiants un intérêt de premier ordre. Mon distingué collègue, M. Podwyssotsky, qui a eu le mérite d'introduire l'un des premiers, il y a déjà près de 20 ans, l'usage du képhir dans la pratique médicale, a réuni ces renseignements d'une manière méthodique dans un travail qui est déjà parvenu en Russie à sa 5e édition.

Il m'est très agréable de présenter aux lecteurs français la traduction de cette dernière édition qui constitue actuellement l'ouvrage le plus complet sur le képhir. Ils y trouveront, rédigés en excellent style et très judicieusement appréciés, tous les documents scientifiques relatifs à l'histoire naturelle, à la composition chimique et au mode de préparation de cette bienfaisante boisson.

Pr G. Hayem.

15 novembre 1901.

PRÉFACE DE LA CINQUIÈME ÉDITION

Lorsque, en 1882, je me mis à étudier le ferment sec désigné sous le nom de « képhir » (1) qui venait d'être importé du Caucase à Kiev et dans d'autres villes du midi et du centre de la Russie, la question des boissons fermentées préparées avec du lait était encore toute nouvelle et, en quelque sorte, à la mode.

L'enthousiasme du corps médical et du public pour cette nouveauté fut tel qu'en un an, je fus obligé de tirer quatre éditions de ma brochure sur le képhir. Voici ce que je disais dans la préface de la deuxième édition pour expliquer cette faveur du képhir :

« Quoi qu'en pensent les sceptiques, l'enthousiasme du public sur cette question n'est pas une affaire de mode ni d'imitation ; il peut, il est vrai, au début, être exagéré et, pour cette raison, non justifié par les faits. Mais, en tout cas, il n'est point passager, et il n'y a pas à craindre des désillusions à son sujet. L'intérêt scientifique que témoignent pour cette question les médecins et le public s'appuie sur des bases très solides : l'action bienfaisante, prouvée et indiscutée, du koumys sur l'organisme, la possibilité de trouver dans le képhir, un succédané de ce produit qu'on peut tenir à sa dispo-

(1) Nous adoptons cette orthographe, en nous basant sur l'étymologie du mot, donnée plus loin par l'auteur. N. des trad.

sition non seulement à une certaine époque de l'année, MAIS PENDANT TOUTE L'ANNÉE, la simplicité, la commodité, le bon marché de la préparation, à l'aide du lait de vache, si répandu, d'une boisson de goût excellent et d'effet beaucoup plus actif que le lait lui-même. Enfin, la facilité de transformer, à l'aide d'un ferment, le lait de vache en une boisson qui se rapproche, par certaines de ses qualités, du lait le meilleur pour l'organisme humain, le lait de femme, ne peut pas provoquer un enthousiasme, un intérêt seulement passager. La seule possibilité de cette transformation suffit pour garantir à la question du képhir une existence durable et féconde, tant au point de vue scientifique qu'au point de vue pratique.

Plus la science apportera de soins et de minutie dans cette étude mieux on mettra en lumière la valeur réelle du képhir en tant que boisson de laitage extrêmement utile en diététique, plus vite tombera le voile de mystère qui le couvre encore, en partie du moins, aux yeux du public et dont toutes sortes d'industriels peu scrupuleux usent à leur grand avantage. »

Dix-huit ans se sont passés depuis que j'ai écrit ces lignes et je ne regrette pas mes paroles. L'intérêt suscité alors ne fut pas passager ; il dure encore en Russie, et il a gagné le reste de l'Europe. Évidemment ce n'est plus un intérêt irréfléchi pour une mode nouvelle, mais une acceptation d'un résultat précieux, basée sur l'étude scientifique objective et sur l'efficacité indiscutable du produit.

Le képhir est devenu une boisson tellement répandue que, non seulement en Russie, mais encore en France, en Allemagne, en Suisse, en Autriche il n'y a pas de pharmacie sérieuse qui n'en livre, il n'y a pas de grande ville où il n'existe plusieurs établissements destinés à sa préparation, où il n'y ait de services hospitaliers bien organisés dans lesquels le képhir ne soit prescrit à toute une série de malades.

La supériorité du képhir sur le koumys, c'est-à-dire sur la boisson fermentée obtenue avec du lait de jument, qui consiste en l'absence d'arrière-goût spécifique désagréable et surtout en la possibilité de le préparer dans n'importe quelle localité, en n'importe quelle saison, a amené le képhir à prendre la place du koumys et a produit dans un grand nombre de pays, le développement considérable des maisons de fabrication.

Depuis l'apparition de la quatrième édition de ma brochure, traduite en allemand par le Dr Schmidt, nos connaissances sur le képhir ont surtout changé en ce qui concerne plus spécialement la structure et la microbiologie du champignon képhirique. De même le chapitre concernant l'application thérapeutique du képhir au traitement des affections gastro-intestinales et aux maladies constitutionnelles générales s'est également trouvé notablement élargi. La valeur diététique remarquable de cette boisson a été appréciée à sa juste valeur par des cliniciens éminents (*Hayem*, *Lépine, Potain, Dujardin-Beaumetz*, *Monti,* etc.) qui se firent ses ardents défenseurs et contribuèrent à l'extension de son emploi dans l'Europe occidentale.

Répondant à la demande des lecteurs (ma brochure étant devenue en ces quinze dernières années une rareté bibliographique) et me décidant à en publier une nouvelle édition, j'ai cru devoir modifier notablement et compléter le texte primitif en y ajoutant les données nouvellement acquises au sujet de la structure, de la biologie du ferment et de l'emploi thérapeutique de la boisson préparée à l'aide de ce ferment.

Podwyssotsky.

Odessa, septembre 1901.

PRÉFACE DE LA PREMIÈRE ÉDITION

L'intérêt général suscité non seulement dans le public, mais encore dans le monde médical, par une boisson populaire des montagnards du Nord du Caucase qu'ils préparent avec du lait de vache, le képhir, fut une des causes de l'apparition de cet article ; il fut également l'objet d'une communication à la séance de la Société médicale de Kiev du 8 janvier 1883.

M'occupant en ce moment des fermentations en général et de l'étude de quelques chapitres de biologie des champignons inférieurs en particulier, j'ai fait entrer dans le cercle de mes recherches la question du KÉPHIR COMME PRODUIT D'UNE FERMENTATION PARTICULIÈRE DU LAIT DE VACHE, PROVOQUÉE PAR UN FERMENT ORGANISÉ SPÉCIAL.

En plus de l'exposé de mes recherches personnelles concernant surtout la biologie et les conditions de développement du ferment képhirique, je veux surtout mettre à jour l'état de la question du képhir en général et dire quelle est la voie qu'il faut, à mon avis, suivre pour donner à cette étude une base scientifique.

Kiev, mai 1883.

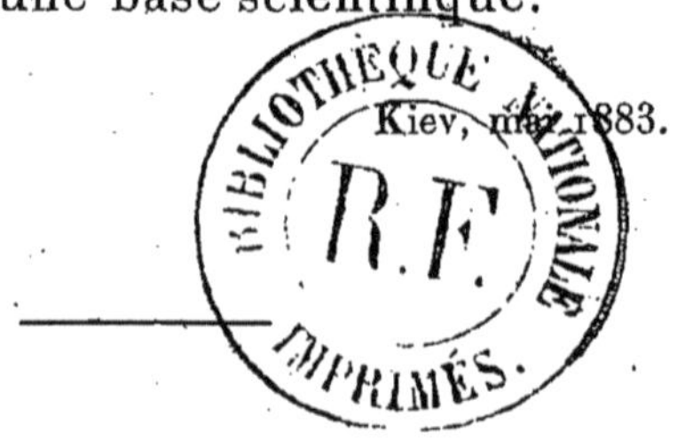

LE KÉPHIR

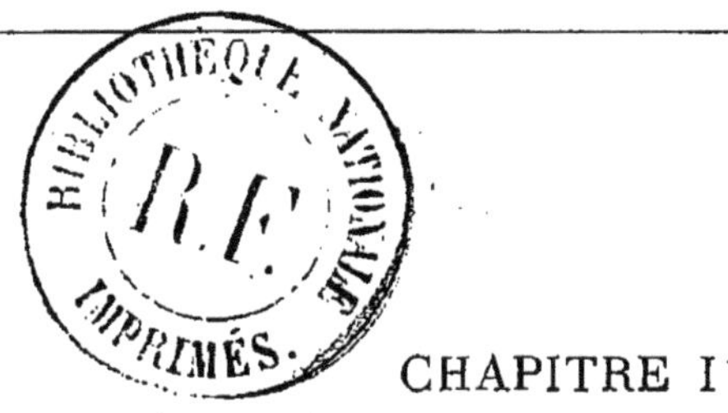

CHAPITRE I

NOTIONS GÉNÉRALES SUR LE FERMENT DU KÉPHIR, HISTORIQUE DU KÉPHIR

Depuis longtemps déjà on cherchait, en Russie, à préparer avec du *lait de vache,* facile à trouver partout et à la portée de tous, une boisson fermentée, analogue au koumys de jument dont la valeur nutritive et thérapeutique semblait définitivement établie depuis des siècles. Tel était le koumys de vache, du Dr *Poloubensky,* préparé avec du lait de vache, étendu d'eau, additionné de lactose et dont la fermentation était obtenue à l'aide du koumys de jument ; tels étaient encore le koumys de vache du Dr *Hoïnovsky,* qui obtenait la fermentation au moyen de levure de bière, et le koumys de vache du Dr *Dokhmann,* préparé à l'aide du koumys de jument très fort ou bien avec du levain de koumys sec, traité par l'éther. Dans l'Europe occidentale, on essayait aussi de fabriquer des boissons analogues. A la suite d'un rapport de *Stahlberg* à l'Académie de médecine de Paris en 1867 sur le koumys de jument, on se mit à préparer différentes variétés de lait fermenté qu'on utilisa pour suralimenter les malades et les convalescents.

Tous les praticiens qui avaient recouru à cette boisson, à ce koumys de vache artificiel, savaient qu'il s'assimile beaucoup plus facilement que le lait non fermenté et que les malades peuvent en boire facilement plusieurs bouteilles alors que leur estomac n'est pas en état de digérer même une seule bouteille de lait ordinaire.

Cependant l'addition de levure de bière ou de koumys de jument communiquait à la boisson un arrière-goût désagréable qui s'opposait à une plus large application du koumys de vache artificiel et bientôt celui-ci fut remplacé par le *lait* simplement *gazeux* (1).

C'est au grand clinicien russe, le Pr *S.-P. Botkine*, qu'appartient l'idée de saturer le lait d'acide carbonique. *Botkine* avait d'abord été partisan du koumys artificiel de *Hoïnovsky*, mais, pour les raisons énoncées plus haut, il y renonça.

Le besoin d'une boisson analogue au koumys et préparée avec du lait de vache se faisait ainsi sentir très manifestement, et les médecins comme le public s'en rendaient parfaitement compte. Il était pourtant impossible de le satisfaire faute d'un ferment provoquant dans le lait de vache une fermentation analogue à celle qui se produit dans le lait de jument. A ce moment on apprit que les montagnards des versants septentrionaux de l'Elbrouz et du Kazbek utilisaient, depuis des temps immémoriaux, un ferment spécial pour faire fermenter du lait de chèvre, de brebis et de vache. En 1882 le Dr *Dmitriev*, l'éminent praticien d'Yalta (Cri-

(1) Dans ces derniers temps, un grand nombre d'auteurs russes ont publié toute une série de travaux très détaillés sur la valeur du lait gazeux comparée à celle du lait simple, tant au point de vue de l'assimilation que de l'influence sur la métamorphose azotée et sur la quantité de bactéries dans les matières fécales. Voir à ce sujet : *I. Kabakov*. Métamorphose azotée chez les sujets bien portants sous l'influence du lait gazeux et du lait normal. *Thèse*, Saint-Pétersbourg, 1895. — *E. Rennert*. Etude comparée de l'action du lait gazeux et du lait simple sur les fermentations intestinales de l'homme bien portant. *Thèse*, Saint-Pétersbourg, 1895. — *V. Rosenblat*. Etude comparée des oscillations du nombre des bactéries dans les matières fécales des sujets sains, dues à l'usage de lait gazeux et de lait simple. *Thèse*, 1896. — *A.-D. Sokolov*. De la plus grande digestibilité du lait gazeux (*VIe compte rendu du laboratoire d'hygiène de Moscou*, 1899).

mée), publia les résultats remarquables obtenus par lui chez toute une série de phtisiques et d'autres malades, par l'emploi de lait fermenté des montagnards du Caucase. Rien d'étonnant alors qu'en raison de la nécessité dont nous avons parlé, l'usage de cette fermentation se répandît de plus en plus en Russie et s'introduisît bientôt dans tous les centres civilisés. L'agent de la précieuse fermentation n'est autre que le KÉPHIR.

A l'état naturel, c'est-à-dire tel qu'il est employé au Caucase et importé en Russie et dans l'Europe occidentale, le ferment du képhir se compose de petits amas ovalaires ou sphériques ressemblant quelque peu à des morceaux de fromage blanc où à de minuscules têtes de choux-fleurs. Ces amas sont désignés sous le nom de « CHAMPIGNONS DE LAIT », de « GRAINS » ou de « SEMENCES DE KÉPHIR ». Lorsqu'ils sont gonflés par l'eau, leurs dimensions varient depuis celles d'un grain de moutarde jusqu'à 4 à 5 centimètres de diamètre. A l'état sec, les grains, bien lavés, sont de couleur jaune ; les plus petits ressemblent, comme couleur et comme dimensions, à des grains de mil; par pression, on les réduit en grains de très petit volume. Lorsqu'on les laisse dans l'eau, cette dernière prend une teinte légèrement jaunâtre tandis que les grains palissent tout en conservant une faible nuance jaune, gonflent et doublent ou triplent de volume ; ils deviennent élastiques et se laissent facilement déchirer. Les grains les plus volumineux semblent formés d'une agglomération de grains plus petits, greffés les uns sur les autres (voir fig. 1).

Dans le lait, les grains de képhir se développent et augmentent de volume ; en agitant le liquide, on provoque la désagrégation des grains les plus gros en plusieurs petites masses, lesquelles peuvent, à leur tour, s'accroître notablement. Le lait est donc en quelque sorte le terrain où peut vivre et se développer le ferment du képhir, comme une graine quelconque se développe en terre. C'est à la vie et à l'accroissement des grains de képhir dans le lait qu'est due la fermentation particulière de celui-ci.

Jetés dans du lait, les grains commencent par tomber au fond du vase ; puis au bout d'un quart d'heure ou d'une demi-heure ils remontent peu à peu, grâce aux bulles d'acide carbonique qui se fixent sur leur surface et y restent pendant plusieurs heures. Là les grains s'entourent lentement d'un dépôt de caséine, ils s'agglomèrent et forment, à la surface du liquide, une

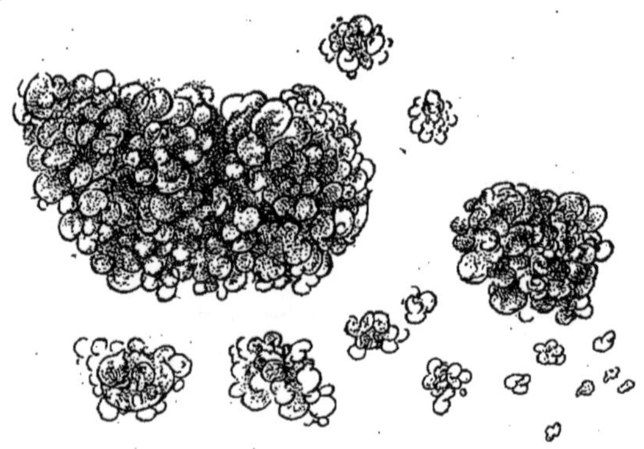

Fig. 1. — Grains de képhir, à l'état humide, retirés du lait, dimensions normales.

croûte inégale et mamelonnée. En agitant le vase on fragmente cette croûte ; les bulles d'acide carbonique et les fragments de caséine se détachent alors de la surface des grains ; le gaz se mêle à l'air et la caséine se répand dans le liquide sous forme de petits amas, ou bien tombe au fond. De même les grains débarrassés des bulles d'acide carbonique mais encore entourés d'une couche de caséine, tombent au fond lorsqu'on agite le récipient. Les grains ne montent pas tous à la fois à la surface du lait.

Le processus de la fermentation s'accompagnant de production de gaz carbonique peut être perçu d'une açon très probante par l'oreille. Vingt à trente minutes après que les grains de képhir ont été jetés dans du lait, le vase qui les contient, conservé à une température un peu élevée, laisse échapper de faibles crépitements dus à la rupture de petites bulles gazeuses ; ces bruits rappellent beaucoup les râles crépitants muqueux qu'on entend pendant la respiration, dans certaines affections des bronches et des poumons. Les crépitements produits dans le lait sont dus à la rupture des bulles d'acide carbonique fixées à la surface des grains, ce gaz prenant naissance aux dépens du lactose qui se décompose pendant la fermentation.

La présence des grains de képhir dans le lait y provoque une fermentation spéciale et transforme celui-ci en une boisson légèrement acidulée, de saveur très agréable. Cette boisson est désignée par les montagnards du Caucase septentrional (Ossetines, Karatchaïevtzi, etc.) sous le nom de « HIPPÉ », « KEPI », « KHAPOU », et par les Kabardins et la population russe du Caucase sous celui de « KEPHIR », « KIPHIR », « KIAPHIR », « KAPHIR », etc. (1). Cette boisson rappelle en général le koumys de jument, mais s'en distingue par sa saveur beaucoup plus agréable et surtout par l'absence de l'odeur et du goût spécifiques du koumys qui passent, généralement, pour très désagréables.

Il est probable que la fabrication de képhir avec du lait de chèvre, de brebis ou de vache par certains montagnards du Nord du Caucase, ainsi que la préparation de koumys avec du lait de jument par les habitants des steppes du Sud-Est de la Russie (les Kalmouks, les Noghaïtzi, etc.) sont la conséquence des mêmes conditions économiques et climatériques. Les indigènes considèrent ces deux boissons comme les remèdes extrêmement nutritifs et même curatifs de diverses affections cachectisantes ; ces deux produits peuvent

---

(1) Toutes ces désignations ont assurément une seule et même racine, *keph*, qui veut dire, en langues turque et arabe, sensation agréable, plaisir.

être considérés comme des préparations de laitage populaires dans tout le Sud-Est de la Russie montagneuse et des steppes ; très probablement leur origine remonte aux temps les plus anciens.

En ce qui concerne le koumys de jument, certaines indications historiques (Hérodote) et archéologiques témoignent que, plusieurs siècles avant l'ère chrétienne, les Scythes en connaissaient la préparation.

Le koumys, en tant que boisson populaire, était d'abord fabriqué par les peuplades nomades des steppes du Sud-Est de la Russie et de l'Asie centrale, et le képhir l'était, au même titre, par les montagnards des versants septentrionaux de la crête caucasienne.

Dans ces contrées, les conditions spéciales de sol, de climat, de flore et de faune, ajoutées à certaines conditions ethnologiques et historiques développèrent chez les indigènes le goût de la vie nomade et firent de l'élevage la principale occupation des peuples. Le lait, à divers degrés de fermentation, constitue presque le seul aliment de la population.

Un premier degré de fermentation donne un produit désigné sous le nom de « DJOUURT » analogue au lait caillé ; il est pauvre en acide lactique. Après avoir commencé par le djouurt les indigènes passent à l'AÏRAN, qui contient, en plus d'une grande quantité d'acide lactique, de l'acide carbonique et parfois aussi de l'acide acétique ; vient ensuite le KÉPI, ou KÉPHIR fabriqué avec les grains ; préparée par les montagnards, cette boisson est extrêmement acide. Le DJOUURT est toujours préparé dans des pots de terre ou de fonte, l'AÏRAN l'est soit dans de petites cuves en bois, soit dans des outres, et le képhir est toujours préparé dans des outres. Les pots et les outres ne sont presque jamais lavés et sont d'une malpropreté excessive, aussi s'y développe-t-il presque toujours une quantité assez considérable d'acides acétique et butyrique. Ainsi que nous avons pu le constater nous-même durant deux mois, lors de notre séjour dans le pays montagneux du Karatchaï, il n'y a presque pas de montagnard qui ne souffre de pyrosis et qui n'ait la langue très chargée. Du matin au soir ils boivent de l'aïran ou, s'ils sont plus riches, du képhir. Ils ne mangent ni pommes de terre, ni légumes, ni pain, mais ne se nourrissent que de sortes de galettes faites avec de la farine d'avoine et de kacha(1) très épaisse préparée avec de la farine de maïs. La seule viande en usage est celle de mouton; mais pour le montagnard c'est toujours un plat de luxe.

On ne sait rien sur l'origine des premiers grains de képhir formés aux dépens des germes. Le hasard semble avoir joué le rôle principal dans leur découverte : au fond d'une outre contenant de l'aïran, se formèrent probablement les premiers grains; l'attention fut attirée sur eux et on les utilisa pour fabriquer une boisson plus agréable et de qualité supérieure; ce liquide ainsi que les grains ou les ferments furent désignés sous le nom de képi ou de képhir. Les indigènes donnent à l'origine du képhir une explication miraculeuse, et le ferment du képhir leur est sacré. D'après la légende, ce fut Mahomet qui leur donna les premiers grains, aussi les montagnards les désignent-ils sous le nom de *millet du Prophète*. Cette désignation est vraiment très heureuse car, à l'état sec, les petits grains rappellent très exactement par la forme et par la couleur des grains de mil.

Voici la légende sur l'origine du millet du Prophète telle qu'elle est répandue chez les Karatchaïevtzi (peuple montagnard qui habite le Haut-Kouban et la base de l'Elbrouz).

« Au siècle d'or où le très Haut Allah s'entretenait avec quelques Musulmans pour témoigner sa bienveillance à la race honorable et authentique des Karat-

(1) Bouillie épaisse préparée avec des graines de diverses céréales grossièrement moulues. N. des trad.

chaïevtzi, il lui envoya une nourriture désignée par lui sous le nom de képi, pour attester que jamais la famine ne fera disparaître ce peuple. Voici comment le fait s'accomplit : Un vieillard très affaibli par les ans et qui avait vu mourir non seulement tous les hommes de sa génération, mais encore tous ses petits-fils et ses arrières-petits-fils, et qui avait été un infatigable destructeur de giaours, causait un jour avec Allah le Très Haut et celui-ci lui remit lui-même du képi et lui montra comment il fallait s'en servir pour préparer la boisson. »

En dehors de cette légende empreinte d'un caractère sacré, il circule aussi, parmi les indigènes, d'autres versions. Ainsi, l'on dit que les grains furent trouvés à une époque très lointaine, dans un buisson, sur les hautes cimes, au voisinage des neiges éternelles. D'autres affirment que les premiers grains se développèrent dans une outre remplie de lait et insuffisamment nettoyée. Cette dernière version populaire se rapproche beaucoup, à notre avis, de la vérité.

Quoi qu'il en soit, l'idée d'une origine surnaturelle de ces grains est entretenue chez les montagnards, par l'action stimulante et tonique qu'exerce le képhir non seulement sur les hommes bien portants, mais aussi sur les malades. En été, cette boisson constitue pour ainsi dire l'unique aliment d'un grand nombre de peuples des montagnes ; ceux-ci ont, depuis longtemps, remarqué l'action nutritive et curative du képhir dans l'anémie et dans la tuberculose. Grâce à ces effets, sa réputation se répandit au-delà des limites où le maintenait l'usage populaire. Quoique les montagnards aient soigneusement gardé le secret de la préparation et aient surtout dissimulé les grains de képhir, sa renommée se propagea d'abord des *aouls* (1) aux villes de Caucase, gagna la côte méridionale de la Crimée et de là s'étendit jusqu'aux villes russes.

(1) Petits villages des montagnes du Caucase.

On ne sait pas comment les Européens du Caucase surprirent le secret des indigènes. Il est probable que l'affaire ne se passa pas sans ruse et sans tromperie, car une légende veut que la force miraculeuse des grains s'évanouisse si un seul grain est donné volontairement à un giaour. Cependant, actuellement, le ferment est devenu la possession du Giaour qui se rend compte du prix de son acquisition et la répand activement parmi ses confrères.

Dans la littérature médicale, les premières notions sur le képhir se rapportent à l'année 1866 où M. *Dhjoghine* envoya à la Société médicale du Caucase des grains, et une note relatant la fabrication par les montagnards, au moyen de ces grains, d'une *boisson* de laitage nutritive et curative. Un an plus tard, M. *Sipovitch* fit à la même Société médicale une communication sur l'existence, chez certains montagnards du Caucase septentrional, d'une boisson spéciale désignée sous le nom de képhir; il donna aussi la première description détaillée des grains et des propriétés de la boisson.

Dix ans se passèrent ensuite sans qu'on ait reparlé du képhir et ce ne fut qu'en 1877 que parut, à ce sujet, un article très complet du Dr *Shablovsky*. L'auteur décrivit minutieusement la structure macro et microscopique des grains, le mode de préparation de la boisson, et fournit quelques notions sur la composition chimique des grains et du breuvage lui-même. Il est juste de constater que M. *Shablovsky* est le premier qui, malgré quelques lacunes, ait établi exactement la structure microscopique du ferment képhirique. Cet auteur affirme très nettement que la partie essentielle du képhir est composée de cellules elliptiques et de bactéries.

Mais c'est en 1881 que paraît la première description botanique scientifique du millet du Prophète. L'auteur, M. *E. Kern*, a fait ses recherches au laboratoire du

Pr *Gorojankine,* de Moscou, et établit la morphologie des grains de képhir. *Kern* découvrit dans le ferment du képhir, c'est-à-dire dans les grains, deux microbes : des cellules de levure et des bâtonnets particuliers qu'il nomma *Dispora caucasica.* Ce qui caractérise particulièrement ces bactéries c'est qu'elles donnent toujours, d'après *Kern,* deux spores, tandis que d'une façon générale les bactéries en forme de bâtonnets n'auraient, toujours d'après le même auteur, qu'une seule spore par cellule. Ainsi que nous le verrons plus loin, ces assertions de *Kern* ne furent pas confirmées par les recherches ultérieures.

La masse formée par le grain de képhir se compose de ces bactéries qui y forment des colonies connues en bactériologie sous le nom de zooglées. Des groupes de cellules de levure sont, par places, logés dans cette masse. C'est grâce à la multiplication de leurs deux éléments morphologiques constituants que les grains s'accroissent dans le lait. Les bactéries se reproduisent par scissiparité et par sporulation, et les cellules de levure par bourgeonnement. Pour pouvoir faire l'examen microscopique des parties constituantes des grains, *Kern* en a ensemencé divers milieux de culture liquides et en a étudié quelques conditions de développement. Il résulte de ses recherches que le ferment du képhir est doué de la faculté de résister énergiquement aux conditions défavorables à sa vie ; cette faculté est beaucoup plus prononcée chez les bactéries que chez les levures. Les spores bactériennes sont susceptibles de développement, même après que les grains de képhir ont séjourné deux mois dans l'acide picrique concentré et dans l'acide chromique à 3 pour 100.

Après le travail de *Kern* d'abord en Russie, et dernièrement dans l'Europe occidentale, un grand nombre de travaux furent consacrés au képhir, à l'étude de la biologie du ferment et aussi à l'emploi thérapeutique de la boisson préparée avec du lait et des grains de képhir (*Piassetzky, Bogomolov, Dmitriev, Organovitch, Podvyssotsky, Shtshästny, Goreleïtchenko, Sorokine, Tshernova-Popova, Kozlovsky, Sadovène, Gheorghievsky, Struvé, Krannhols, Stern, Dashevsky, Mandowsky, Bill, Wyszinski, Zborowski, Nencki, Bourquelot, Stanghé, Lepine, Freudenreich, Bogolubov, Alexeïev, Kosta-Dinitch, Saillet, Getsel, Ucke, Brainin, Olshanetzki, Théodorov, Hammarsten, Gebhardt, Lipsky, Monti, Kvasnicki, Mishelev, Weiss, Beyerinck, Essaoulov, Goutovsky, Kotzine, Krakauer, Mrazek, Deroide, Salières, Hallion et Carrion*, etc., etc.). Sans nous arrêter à l'analyse de ces travaux — ce qui d'ailleurs ne répondrait pas au but de ce livre — nous nous bornerons simplement à signaler les recherches qui ont le plus contribué à l'application thérapeutique de cette boisson dans le traitement de différentes affections et qui ont mis en lumière la structure intime et les particularités du ferment, ainsi que le chimisme de la fermentation képhirique.

En ce qui concerne la valeur thérapeutique du képhir, il faut, en premier lieu, signaler la brochure du Dr *Dmitriev,* dont parut en 1899 la 7e édition et qui contribua le plus, avec la nôtre, à la vulgarisation des notions sur le képhir en Russie et dans le reste de l'Europe. C'est à *Dmitriev* qu'appartient sans contredit l'honneur d'avoir, le premier, par des faits probants, démontré l'efficacité du képhir dans les affections pulmonaires et gastro-intestinales. Les résultats qu'il avait obtenus à Yalta étaient tellement remarquables qu'ils avaient attiré l'attention des médecins sur la valeur diététique de ce produit ; dès 1882, se basant sur les observations recueillies dans sa clientèle, il établit dans quelles affections le képhir était particulièrement utile.

A l'étranger, en plus de la traduction allemande de la brochure de M. *Dmitriev* et de la nôtre, c'est surtout l'article publié par *Krannhols* en 1884, dans un des journaux cliniques allemands les plus répandus, qui contribua à l'extension des connaissances sur le képhir.

Grâce à l'article publié par *Stanghé* dans le traité de *Ziemssen*, et grâce à la propagande du képhir en France par M. le Pr *Hayem*, la question du koumys et celle du képhir prirent droit de cité dans les Traités et purent être mises à profit par tous ceux qui étudient la médecine.

Les recherches chimiques de *Sadovène*, de *Bill*, de *Hammarsten*, d'*Alexeïev*, de *Kotzine*, etc., ont établi la nature des modifications, très utiles au point de vue de la nutrition, que subissent les matières albuminoïdes du lait au cours de la fermentation képhirique.

La morphologie et la structure du ferment képhirique ont été étudiées par *Sorokine*, par *nous*, par *Hüppe*, *Stern*, *Stanghé*, *Beyerinck*, *Essaoulov*, *Freudenreich*, *Duclaux* et par d'autres. En 1882, M. le Pr *Sorokine* signala des particularités intéressantes de la structure du ferment et de son développement. Ayant examiné au microscope le ferment du koumys de jument et le ferment du képhir, cet auteur constata que la fermentation avait toujours lieu en présence de cellules de levure et de bactéries, la différence n'étant que quantitative. En outre, par sa structure microscopique, le ferment képhirique ressemble beaucoup, d'après M. *Sorokine*, à la masse gélatineuse particulière qu'on voit au cours de la fabrication du sucre se développer sur le jus sirupeux exprimé de la betterave. Le Pr *Cenkovsky* a démontré la possibilité de provoquer artificiellement la formation de cette masse gélatineuse ; aussi *Sorokine* pense-t-il qu'on arrivera aussi à reproduire artificiellement le ferment du képhir.

Stanghé a le premier, en 1886, attiré l'attention sur la PRÉSENCE CONSTANTE, DANS LE FERMENT DU KÉPHIR, D'UN TROISIÈME ÉLÉMENT CONSTITUANT : UNE PETITE BACTÉRIE COURTE, qui est le ferment butyrique et qui joue un rôle important dans la fermentation képhirique.

La morphologie du ferment képhirique a surtout été étudiée par *Essaoulov* en Russie et par *Freudenreich* en ~~Allemagne~~.

Suisse

CHAPITRE II

MODES DE PRÉPARATION DU KÉPHIR ; MALADIE DU FERMENT KEPHIRIQUE

Ce qui a particulièrement contribué à la propagation rapide de l'usage du képhir dans le public et ce qui assure la vulgarisation de son emploi, c'est la facilité de sa préparation et son prix de revient très peu élevé. Dans les villes russes, les modes de préparation sont assez variés et diffèrent notablement du procédé primitif, en usage chez les montagnards. Quels que soient cependant tous ces procédés, aujourd'hui, pour obtenir du képhir, il faut absolument avoir à sa disposition soit des grains, soit du levain de képhir obtenu avec les mêmes grains et du lait.

Avant d'aborder la description des modes de préparation de ce breuvage, nous croyons nécessaire de signaler les transformations que subit le lait en passant à l'état de képhir et les facteurs d'ordre général qui interviennent dans la formation de ce dernier.

La rapidité de la transformation du lait en képhir dépend de la fréquence avec laquelle on agite le mélange qui fermente, de la quantité de grains ou de levain proportionnellement à la quantité de lait, de la température ambiante, du volume de chaque grain séparément, ainsi que du degré d'activité du levain. Plus la quantité de grains ou de levain est grande, plus le volume des grains est petit, plus la température est élevée (sans dépasser, bien entendu, un certain maximum) et plus on agite fréquemment le vase qui contient le lait en voie de fermentation, plus la transformation de ce lait en képhir est rapide. Si l'agitation est répétée tous les quarts d'heure et si le vase est conservé à une température de 14 à 16°, le lait se transforme déjà au bout de deux à quatre heures en un liquide aigrelet, mousseux, contenant de l'acide carbonique, de saveur agréable. Si pour une quantité donnée de grains on prend trois verres de lait qu'ôn conserve à 10° ou 12° et qu'on agite le mélange toutes les deux ou trois heures, la même transformation aura lieu au bout de quinze à dix-huit heures. A une température plus basse (6° à 8°) et sans agitation aucune du vase, la transformation du lait en képhir n'a pas lieu ou bien, si elle se produit, elle est extrêmement lente, demandant parfois plus de quarante-huit heures.

Les transformations subies par le lait en présence du ferment dans des conditions appropriées de préparation sont les suivantes : Le lait prend peu à peu un goût acidulé, mais sans d'abord subir aucun épaississement ; ce n'est que lorsque son acidité atteint un certain degré qu'il devient peu à peu plus épais, se couvre de mousse et se transforme en une émulsion contenant de très petits et très friables caillots de caséine précipitée. Si le vase est laissé pendant quelques heures au repos, son contenu tout entier se sépare en deux couches : une inférieure formée par le sérum transparent, l'autre supérieure, formée par un caillot blanc et friable de caséine, sur les parties superficielles duquel se trouvent des grains de képhir. Il suffit d'agiter le vase pour que tout le caillot se désagrège ; les grains tombent au fond et on a de nouveau une masse épaisse, crémeuse. Si la fermentation continue, cette masse épaisse se liquéfie peu à peu et devient plus acidulée et plus riche en acide carbonique ; une grande partie des fins caillots de caséine s'est évidemment dissoute. Enfin si la fermentation continue toujours, la masse se transforme en un liquide aqueux, translucide, qui par le repos prolongé ne se modifie plus et ne se sépare plus en deux couches. Si la fermentation a lieu à une température plus faible (12°-14°), on obtient un breuvage moins aigrelet et plus riche en acide carbonique et en alcool; par contre, à une température plus élevée (16°-18°), le lait se transforme en un liquide excessivement acide et beaucoup moins riche en acide carbonique et en alcool. Par conséquent, la richesse du képhir en acide carbonique et en alcool dépend de la durée de la fermentation du lait.

Après avoir décrit les modifications générales subies par le lait en présence du ferment képhirique, nous allons décrire les divers modes de préparation de cette boisson chez les montagnards et surtout en Russie. Ce qui distingue essentiellement les deux modes de préparation, c'est que les montagnards se servent surtout d'outres de peau, tandis que les Russes emploient des carafes qu'ils laissent d'abord ouvertes pendant quelque temps. Les montagnards ont coutume de fermer l'orifice des outres immédiatement après l'introduction du lait et du ferment; quand ils en enlèvent un peu de képhir, ils s'efforcent de ne pas laisser en échapper tout l'acide carbonique. Ils ont recours au procédé suivant: avant de la déboucher, ils inclinent l'outre dans la direction de son orifice, puis la lient avec une ficelle de façon à séparer la quantité de liquide qu'ils veulent en extraire de celle qui doit rester; c'est seulement après avoir pratiqué cette ligature qu'ils desserrent l'orifice de l'outre. La partie de l'outre qui se trouve au delà de la ligature conserve du képhir saturé d'acide carbonique. Le képhir des montagnards peut être désigné sous le nom de képhir *d'outre* ou d'aoul, et celui préparé en Russie sous le nom de *képhir de bouteille* ou *de ville.*

Le képhir d'outre est préparé de la façon suivante:

une outre est remplie de lait frais de vache ou de chèvre ; on y introduit des grains de ferment, on lie l'orifice et l'on dispose l'outre dans un endroit dont la température ne dépasse pas 16° à 18°. Aux premiers jours du printemps et à la fin de l'automne, lorsque l'air est assez frais, on l'expose au soleil, dans une cour, près d'une habitation. D'après une coutume en usage chez les montagnards, les passants donnent un coup de pied à l'outre ; les enfants le font avec un plaisir tout particulier, ils jouent avec, la font rouler, etc. Grâce à ces mouvements, le lait qui fermente dans l'outre est fréquemment agité. En hiver, elle est conservée dans la maison même et on la secoue de temps en temps ; en été, on la place dans un endroit frais, ombragé, on la couvre de peaux et on l'agite également. Les montagnards considèrent la boisson commo pouvant déjà être consommée au bout de quelques heures de fermentation, parfois au bout de un à deux jours. Avant de s'en servir, ils agitent fortement l'outre, puis versent le képhir dans des tasses, après en avoir séparé une partie par une ligature, comme nous l'avons dit plus haut. Chaque fois après avoir enlevé une partie de képhir, on la remplace par une nouvelle portion de lait frais. Le képhir des montagnards a une saveur extrêmement acidulée et ne ressemble pàs beaucoup à celui qu'on prépare dans les villes.

Tel est le procédé primitif, on peut dire rudimentaire, de préparation du képhir, procédé très imparfait et qui donne un produit dont le goût est loin d'être aussi agréable que celui du képhir préparé dans des vases de verre. Il est assez difficile d'entretenir la propreté des outres, et quoique les montagnards les nettoyent de loin en loin, l'aigrissement et parfois même la putréfaction de la caséine qui se trouve dans les plis de la peau donnent au breuvage une saveur très acide et une odeur très désagréable. Aussi nombre d'indigènes du Nord du Caucase et du Sud de la région du Kouban et du gouvernement de Stavropol préfèrent-ils aux outres des cruches en argile, à goulot étroit ; d'autres, surtout les habitants des villes du Caucase, préfèrent le lait conservé, après fermentation, dans des bouteilles.

C'est ainsi que se développa et se perfectionna peu à peu le procédé de préparation du képhir en bouteille.

Toutes les modifications qui caractérisent la préparation du képhir en bouteille se réduisent aux trois suivantes :

A. PRÉPARATION DE CHAQUE PORTION DE KÉPHIR A L'AIDE DU FERMENT SEC, C'EST-A-DIRE DES GRAINS.

B. PRÉPARATION A L'AIDE DE LEVAIN LIQUIDE OU DE KÉPHIR DÉJA PRÉPARÉ.

C. PRÉPARATION A L'AIDE DE TABLETTES ET DE POUDRES DE KÉPHIR ARTIFICIEL.

A. Préparation du képhir en bouteille à l'aide du ferment képhirique naturel, à l'état sec.

Si l'on se sert de grains secs (1) il faut les laisser d'abord gonfler dans de l'eau tiède pendant 5 à 6 heures. Ensuite on les met dans un verre de lait que l'on change toutes les trois ou quatre heures, quatre ou cinq fois de suite. Peu à peu on voit les grains gagner la surface de la dernière portion de lait, ils blanchissent, deviennent élastiques et peuvent alors être considérés comme suffisamment préparés.

---

(1) Actuellement on trouve, en Russie, des graines de képhir dans presque toutes les pharmacies ou les établissements de képhir. Mais, il y a une vingtaine d'années, lorsqu'on venait seulement d'apprendre l'existence du képhir, on avait beaucoup de peine à s'en procurer. Je me rappelle encore l'époque où ils valaient presque leur poids d'or. Pour un verre de grains gonflés, on demandait 50, 75 et même 100 roubles ; malgré ce prix élevé, il y avait toujours plus d'acheteurs que de vendeurs. Mais très rapidement la situation s'intervertit et les prix tombèrent ; le voile du mystère est enlevé, au monopole on a opposé la concurrence.

La baisse du prix du ferment u'on note rtout, est due à leur multiplication rapide.

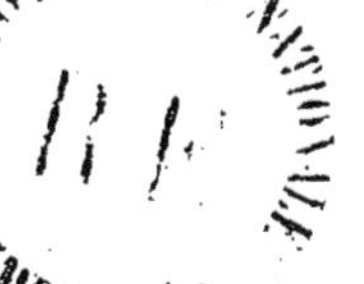

Pour deux verres de lait il faut une cuillerée à soupe pleine de grains ainsi préparés; on peut encore dire qu'il faut pour une quantité donnée de ferment préparé un volume triple de lait (le lait bouilli est préférable). On verse le lait et les grains dans un vase en verre ou dans un récipient émaillé à l'intérieur et on le conserve à une température de 14 à 16°. Le goulot de la carafe ou du vase est fermé avec un tampon d'ouate ou de la tarlatane pliée en quatre (ce qui empêche la pénétration des bactéries de l'air) ; on agite le vase toutes les heures ou toutes les deux heures. La carafe est conservée à l'abri de la lumière ou bien couverte à l'extérieur de papier noir. Au bout de 8 à 12 heures on agite la carafe et on filtre son contenu sur de la gaze ou sur une passoire lavée à l'eau bouillie et l'on recueille le liquide filtré dans une bouteille hermétiquement fermée avec un bouchon neuf. La bouteille est conservée à la même température ou plutôt à une température légèrement inférieure, et agitée toutes les deux ou trois heures, sauf, bien entendu, pendant la nuit; en agitant la bouteille il ne faut pas lui imprimer de mouvements trop vifs pour ne pas transformer le lait en beurre. Ce képhir, âgé de 24 heures, est dit KÉPHIR D'UN JOUR, il est pauvre en acide carbonique et en alcool; le KÉPHIR DE DEUX JOURS est déjà très bon, mousseux, assez riche en alcool, de consistance crémeuse; le képhir DE TROIS JOURS est plus riche en alcool, mais moins épais, et ainsi de suite. Si l'on veut conserver assez longtemps le képhir déjà préparé, il faut conserver au glacier du képhir de 1 ou 2 jours en ayant soin de l'agiter au moins une fois par jour. De cette manière le képhir peut être conservé une huitaine de jours.

Les grains qui sont restés sur le filtre et qui sont entremêlés de petits caillots de caséine, sont lavés plusieurs fois jusqu'à ce qu'ils soient débarrassés de cette dernière, puis on les introduit dans la carafe, soigneusement lavée, et on y ajoute la même quantité de lait;

on continue la manipulation comme il vient d'être dit. Le récipient doit être très soigneusement lavé tous les 5 ou 6 jours. Comme on le voit, dans ce procédé, le levain tout entier mis en bouteille est transformé en breuvage; la fermentation qui a commencé dans la carafe, au contact de l'air, continue dans la bouteille hermétiquement close, c'est-à-dire à l'abri de l'air.

Ce procédé est très simple et permet de préparer du képhir avec une très petite provision de grains. Ajoutons que si pour la même quantité de grains on se sert d'une quantité double de lait (c'est-à-dire 4 verres), on peut y maintenir les grains deux fois plus longtemps, c'est-à-dire 14 à 16 ou même 24 heures. Par contre si on se sert d'une plus grande quantité de ferment il faut le laisser dans le lait un temps deux fois moindre. Ainsi deux cuillerées à soupe de ferment ne doivent y être laissées que durant 5 heures dans deux verres de lait, etc. Si la fermentation a lieu à 10 ou 12° il faut laisser les grains dans le lait (1 cuillerée pour deux verres) au moins 24 heures. En un mot les modes de préparation varient à l'infini suivant les proportions de lait et de grains employés. De plus on doit encore tenir compte des différences de température qui jouent un rôle important dans la rapidité de la préparation, et des dimensions de chaque grain pris isolément. Dans ces conditions on comprend facilement que chacun puisse faire du képhir en apparence à sa manière, mais qu'en réalité il n'existe qu'un seul et même procédé. Tous ces rapports entre la température, le volume et le nombre des grains d'une part et la quantité de lait d'autre part peuvent être formulés par la loi suivante : LA RAPIDITÉ DE LA PRÉPARATION DU KÉPHIR EST EN RAISON DIRECTE DE LA QUANTITÉ DU FERMENT ET DU DEGRÉ DE LA TEMPÉRATURE AMBIANTE (SANS DÉPASSER UNE LIMITE MAXIMA, NOTAMMENT 20-22°) ET EN RAISON INVERSE DU VOLUME DE CHAQUE GRAIN PRIS ISOLÉMENT.

Le procédé de transition entre les méthodes A et B

peut se résumer ainsi : la quantité de ferment est, par rapport à celle du lait, relativement considérable; le lait dans lequel a déjà séjourné le ferment (c'est-à-dire le levain) est versé dans la bouteille et dilué avec du lait frais, en quantité égale ou non. Puisque le lait qui a subi l'action du ferment se transforme tout entier en levain, il va de soi que plus ce levain sera actif, moins il en faudra employer. Si donc l'on introduit beaucoup de grains, et si ces derniers sont conservés à une température assez élevée, pendant un temps assez long, on obtient un levain assez actif pour que 4-5 cuillerées à soupe par bouteille de lait frais suffisent pour donner au bout de 48 heures un très bon képhir dit de 2 jours. Généralement le levain est dilué de 4-6 fois son volume de lait frais, autrement dit il faut un verre à peu près plein de levain par 3-4 verres à peu près pleins de lait frais.

Ce procédé est très commode et donne du képhir de première qualité. Sa supériorité consiste en ce que la fermentation ayant commencé dans le vase non bouché, une grande partie du lactose se dédouble sous l'influence des bactéries et produit de l'acide lactique. Si l'on introduisait la même quantité de lait, dans une bouteille bouchée, sans addition de lait frais, il n'y aurait plus assez de sucre pour les levures et la fermentation alcoolique du sucre, qui s'accompagne de dégagement d'acide carbonique, serait très faible; le képhir serait acidulé, mais pas assez gazeux. Par contre, si l'on additionne le levain, c'est-à-dire le lait déjà fermenté, de quatre fois son volume de lait frais avant de fermer le récipient, les levures trouvent dans le lactose du lait additionné un nouveau terrain de développement, se multiplient et élaborent le ferment qui décompose le sucre de lait avec formation d'acide carbonique.

B. Préparation du képhir en bouteille à l'aide de levain ou de képhir déjà préparé.

Ce qui fait l'importance de ce procédé, c'est qu'il permet de faire du képhir même sans qu'on ait à sa disposition des grains. Il est donc le moins cher et le plus commode. Voici en quoi il consiste :

On commence par se procurer une bouteille de képhir de deux ou trois jours ; on en enlève les trois quarts ; au quart qui reste on ajoute du lait frais ; on laisse d'abord la bouteille débouchée pendant quelques heures, puis on la ferme et on la conserve à la température de 14-16°, en l'agitant de temps à autre (en été il faut la conserver à la cave). Au bout de 2 à 3 jours on obtient ainsi du très bon képhir avec lequel on recommence l'opération comme avec la première bouteille : on en boit les trois quarts et on remplace le liquide enlevé par du lait frais. Une seule bouteille peut ainsi permettre de faire du képhir pendant plusieurs mois, par cette simple raison que tous les micro-organismes contenus dans le képhir continuent à se multiplier. Si l'on a besoin de plusieurs bouteilles de boisson à la fois, il est préférable de verser le contenu d'une bouteille préparée dans plusieurs bouteilles, et de finir de remplir chacune de ces bouteilles de lait frais ; ensuite on procédera comme il a été dit plus haut.

Bien entendu, toutes les conditions qui interviennent dans la rapidité de la préparation d'après le procédé A se retrouvent ici. Ainsi, par exemple, si on laisse dans la bouteille la moitié de képhir et si l'on ajoute du lait frais, qu'on bouche la bouteille et qu'on l'agite de temps en temps, on obtient du très bon képhir déjà au bout de 20 à 24 heures. Au contraire, si l'on ne verse dans une bouteille de lait frais que 3 à 4 cuillerées à soupe de képhir, ce lait ne se transformera en bon képhir qu'au bout de quelques jours. Si à une bouteille de lait frais l'on ajoute trois cuillerées de képhir, qu'on bouche bien et qu'on conserve à la cave en glacière à 8-10°, en l'agitant une fois par jour, le képhir ne sera bon qu'au bout de 7 à 8 jours. En un mot, en proportionnant la quantité de levain et la température à la quantité de lait frais, on arrive à faire du bon képhir dans le temps voulu. Pour que la fermentation réussisse toujours, il faut à la cinquième ou sixième préparation verser le reste du levain dans un verre, bien débarrasser la bouteille des caillots de caséine qui s'attachent à ses parois, puis y introduire le levain, l'additionner de lait et continuer l'opération comme il a été dit plus haut.

C. Préparation du képhir à l'aide de tablettes et de poudres de képhir artificiellement préparées.

En Allemagne, en Suisse et en France où l'usage du képhir s'est considérablement répandu, les industriels ont dernièrement inventé un procédé qui permet de préparer ce breuvage facilement chez soi ; ils ont notamment préparé des tablettes et des poudres de képhir, qui, mises dans du lait, donnent du bon képhir au bout de 2-3 jours. Telles sont les tablettes d'*Heuberger* (à Merlingen, Suisse), les *poudres* (*Pulvo kephir*) de *Salmon* à Paris, les poudres de *Lehmann* à Berlin, etc. Tous ces produits se composent de grains de képhir secs, finement pulvérisés et additionnés de sucre de lait. La dose est généralement d'un cachet ou d'une tablette par bouteille. Je connais beaucoup de Français et d'Allemands qui préparent pour leur usage particulier du képhir à l'aide de ces produits et s'en montrent très satisfaits. Je ne partage pas cependant leur satisfaction : le képhir ainsi préparé est pauvre en gaz carbonique et n'est pas mousseux, ou bien il est plus acidulé qu'un képhir de deux jours préparé avec des grains. D'ailleurs il est impossible qu'il en soit autrement, puisque les grains secs ne donnent pas encore du képhir avec la première portion de lait et qu'il est nécessaire de les vivifier, de les faire gonfler et de les faire agir sur plusieurs portions de lait pour qu'ils provoquent la fermentation si caractéristique qui transforme ce liquide en képhir. On connaît par les travaux de Kern la résistance remarquable des bactéries qui entrent dans la composition des grains de képhir et la faible résistance des levures, qui s'ajoutent à elles ; aussi est-il facile de comprendre que la vivification des grains secs d'abord à l'aide d'eau tiède, puis à l'aide de plusieurs portions de lait, est surtout destinée à vivifier la levure et à activer l'accroissement des rares cellules que la dessiccation n'a pas détruites. En se servant, pour fabriquer le produit, seulement de la poudre sèche de képhir on agit comme si on voulait l'obtenir avec la première portion de lait qui ne sert qu'à faire gonfler les grains secs. On ne réussira évidemment qu'à faire aigrir le lait, surtout s'il a été conservé à 20-24° comme il est recommandé sur l'étiquette qui accompagne ces poudres ; et bien que la même étiquette spécifie que le képhir doit être mousseux et piquant, celui qu'on prépare est en réalité très peu mousseux. La même étiquette conseille d'ailleurs, pour rendre le képhir plus gazeux, d'ajouter au lait une petite cuillerée de sucre en poudre. La fermentation lactique est donc évidemment beaucoup plus active que la fermentation alcoolique, et la plus grande partie du lactose est consacrée à produire l'acide lactique, tandis que les cellules de levure, encore trop jeunes, n'ont pas le temps d'utiliser ce sucre pour en faire de l'alcool et de l'acide carbonique ; le sucre additionné supplée à l'insuffisance des levures.

La poudre de képhir nous a donné de meilleurs résultats lorsque nous utilisions le premier produit de fermentation en guise de levain, c'est-à-dire lorsqu'au 1/3 de la bouteille de lait fermenté à l'aide de la poudre, nous ajoutions 2/3 de lait frais, et que nous conservions ensuite la bouteille bien bouchée, pendant deux jours, à une température élevée.

En d'autres termes la préparation est la même qu'avec du levain de képhir, telle que nous l'avons exposée plus haut. Mais dans ces conditions toute l'importance des poudres tombe et au lieu de se procurer ces cachets il est bien plus préférable de se procurer une bouteille de bon képhir, de la diviser en autant de portions que l'on voudra obtenir de bouteilles et de remplir celles-ci AVEC DU LAIT FRAIS ; PUIS DE PRÉPARER LE BREUVAGE SOI-MÊME, CONFORMÉMENT AUX INDICATIONS PRÉCÉDENTES (B).

D'ailleurs, quelles que soient les méthodes imaginées pour simplifier la préparation du képhir, il est certain que le meilleur, au point de vue de la qualité de la boisson, est le procédé fondamental, c'est-à-dire celui où l'on se sert de grains et où l'on dilue le levain avec du lait frais. Dans ces cas les fermentations lactique et alcoolique marchent régulièrement, sans l'adjonction artificielle de sucre, et l'on obtient une excellente boisson [dont ne peuvent se faire idée ceux qui la préparent à l'aide des poudres].

Lorsque l'on débouche une bouteille de bon képhir de deux ou trois jours, le produit se présente sous forme d'un liquide gazeux, mousseux, pétillant, ayant la consistance, le goût et l'odeur agréable de crème double, légèrement acidulée et piquante ; il doit être absolument homogène et sans caillots perceptibles au palais. Si les bouteilles sont longtemps laissées en repos ou si on les conserve au voisinage d'une source de chaleur, à une température supérieure à 20-22°, il se forme des caillots de caséine, facilement perceptibles à la langue, qui constituent un défaut du képhir. Le képhir de TROIS JOURS qui n'est pas aussi épais que celui de deux jours, est plus acidulé et plus riche en acide carbonique ; aussi faut-il l'ouvrir avec précaution afin d'éviter des éclaboussures (1). Les képhirs de QUATRE et de CINQ JOURS sont encore plus acidulés et plus liquides et rappellent, par leur saveur, le koumys de jument.

D'une façon générale, on distingue, au point de vue de la durée de la fermentation, trois sortes de képhir, correspondant aux trois variétés de koumys : le képhir FAIBLE (d'un ou de deux jours), le képhir MOYEN (de deux ou trois jours) et le kephir FORT (trois ou quatre jours). Cependant, il peut arriver, étant données les différences possibles dans le nombre de grains ou dans la quantité de levain et dans la température de préparation, qu'un képhir de trois jours soit plus pauvre en acide carbonique et en général plus faible qu'un képhir d'un jour, préparé dans d'autres conditions de température et de quantité de ferment.

Il est donc nécessaire d'avoir un criterium constant et facile à établir pour juger de la richesse en alcool et en général des qualités du képhir, indépendamment des conditions si variables que nous avons énumérées. Ce criterium peut être fourni par l'aspect de la mousse après agitation : si cette mousse disparaît vite, après s'être formée, la liqueur est faible et ne doit pas encore être livrée à la consommation ; si elle se compose de grosses bulles, persistant pendant quelques minutes, et si elle tapisse toute la paroi de la bouteille, on peut être sûr que le képhir est très bon, et présente toutes les qualités d'un képhir de 2-3 jours, préparé selon le procédé A. Signalons encore ce fait que dans la bouteille, bouchée et laissée en repos pendant 2-3 heures, tout le liquide se sépare nettement en 2 couches ; une inférieure formée par un caillot de caséine, l'autre supérieure par le sérum ; cette séparation, jointe à l'indice donné plus

---

(1) En général il faut, pour déboucher le képhir, se servir d'un tire-bouchon spécial, à robinet, ou mieux encore d'un tube à robinet spécial, dans l'intérieur duquel passe un trocart pointu et qu'on enlève dès que le bouchon en est traversé. Cet appareil porte le nom de ROBINET A KOUMYS et se trouve en vente dans les magasins d'instruments.

haut, montre que le képhir est bon et peut être livré à la consommation.

Quant au lait qu'il faut employer pour fournir du bon képhir, de la meilleure valeur thérapeutique, il doit présenter les qualités suivantes :

1° Il n'est nullement nécessaire de se servir de lait récemment trait; bien au contraire, il est préférable que le lait soit resté pendant quelques heures à l'air, à la température ordinaire d'une chambre, ou mieux encore à 35-40°; théoriquement, il serait même préférable d'y mettre d'abord une pincée de bicarbonate de soude pour lui donner une réaction faiblement alcaline, puis de le bien agiter. Cette considération est basée sur les observations et les analyses de *J. Shmidt*. Cet auteur a constaté que lorsque le lait cru reste à une température de 40°, pendant 8 à 9 heures, ou lorsqu'avec du bicarbonate de sodium on rend le lait de vache aussi alcalin que le lait de femme, le pourcentage de ses divers albuminoïdes se modifie. En effet, les proportions d'albumine et de caséine diminuent, tandis que celle d'hémialbumose, qui représente le stade intermédiaire entre les albumines ordinaires et les peptones, augmente. Le tableau suivant exprime le taux des albuminoïdes du lait qui vient d'être trait, du lait laissé à l'air et du lait alcalinisé :

	CASÉINE	ALBUMINE	HÉMI-ALBUMOSE
	—	—	—
Lait de vache cru.	89,1	7,7	3,2
— conservé pendant 8 heures à 40°.	84,0	7,2	8,0
— alcalinisé et après un séjour aussi prolongé. . . .	79,2	7,1	13,7

Dans le lait alcalinisé et resté à l'air, le taux d'hémialbumose augmente donc aux dépens de la caséine. Grâce à cela, ce lait est plus assimilable et sa valeur diététique augmente. Par conséquent, théoriquement, il semblerait que le képhir préparé avec du lait laissé, après légère alcalinisation, pendant quelques heures, à une température de 40°, devrait être beaucoup plus assimilable et partant plus utile aux malades. Mais il est peu probable que cette considération théorique soit applicable en pratique, car, lorsque le lait reste dans un endroit chaud et aéré, sans être enfermé dans un vase bien bouché, il est impossible d'éviter sa souillure par les bactéries de l'air qui entraveraient plus tard l'action du ferment képhirique.

On peut obtenir le même effet utile du séjour du lait à l'air, tout en évitant sa souillure bactérienne par un autre procédé.

2° Ce procédé consiste à PRÉPARER LE KÉPHIR, non avec du lait cru, mais AVEC DU LAIT BOUILLI. Comme on sait, l'ébullition amène dans le lait des changements qui, eu égard à certains réactifs, le rendent comparable au lait de femme. Le lait bouilli tourne à l'air plus lentement que le lait cru; coagulé par les acides, il donne, au lieu de caillots gros et denses, des flocons glaireux plus friables ; la présure le coagule beaucoup plus difficilement que le lait cru et fournit un caillot plus mou; enfin, le caillot de lait bouilli est plus soluble. Ces propriétés, établies par *Biedert, Salkowsky, Schreiner,* restaient inexpliquées, lorsque parut le travail de *Schmidt* qui démontra que l'ébullition fait augmenter le taux de l'hémialbumose aux dépens de la caséine et de l'albumine. Dans le lait soumis à l'ébullition pendant 10 minutes, toute l'albumine disparaît, tandis que la quantité d'hémialbumose augmente proportionnellement. Voici une analyse de lait, faite par *Schmidt*. Les rapports entre les diverses albuminoïdes sont exprimés en o/o :

	CASÉINE	ALBUMINE	HÉMI-ALBUMOSE
Lait de vache cru	85,7	7,3	6,0
— bouilli pendant 10 minutes	76,6	0,8	22,6
— — 60 minutes	75,3	»	24,7

Ces chiffres rendent suffisamment compte des modifidications subies par le lait de vache pendant l'ébullition ; ils expliquent en même temps le fait observé depuis longtemps en clinique que le lait bouilli est beaucoup plus digestif que le lait cru. On a donc toutes les raisons pour préparer le képhir avec du lait préalablement bouilli durant 10-15 minutes. Cette ébullition prépare d'abord l'action peptonisante du ferment képhirique sur les albuminoïdes du lait, action qui, par analogie avec la fermentation du koumys, doit s'accomplir aussi dans la fermentation du képhir. En second lieu, cette ébullition stérilise le lait en tuant toutes les bactéries venues de l'air et permet d'obtenir ainsi la fermentation que l'on veut provoquer exclusivement à l'aide des micro-organismes des grains képhiriques. Il est donc évident que le KÉPHIR PRÉPARÉ AVEC DU LAIT BOUILLI DOIT ÊTRE LE BREUVAGE DE CHOIX AU POINT DE VUE DIÉTÉTIQUE, CAR C'EST LE PLUS ASSIMILABLE ET LE PLUS NUTRITIF QUE L'ON PUISSE PRÉPARER AVEC DU LAIT DE VACHE. Enfin, ce képhir a une saveur beaucoup plus douce et plus agréable que celle du képhir préparé avec du lait cru.

3° On peut se servir, pour fabriquer le képhir, de lait écrémé ou non écrémé ; dans ce dernier cas, on aura du KÉPHIR GRAS et, dans le premier, du KÉPHIR MAIGRE. Le képhir gras est plus épais et doit être préparé à une température plus basse (ne dépassant pas 14°), afin d'éviter la fermentation butyrique qui se développe facilement dans le képhir gras à une température plus élevée. Pour les enfants et les sujets atteints de catarrhe gastro-intestinal, le képhir maigre est préférable.

4° Au point de vue diététique, il est très utile parfois de diluer le lait non écrémé avec de l'eau ; on versera alors dans la bouteille de lait, avant de la boucher, un demi-verre d'eau bouillie. Cette dilution rapproche un peu la composition de ce lait de celle du lait de femme, lequel est moins concentré, et est relativement beaucoup plus pauvre en caséine que le lait de vache. Cependant, cette dilution n'est nécessaire que pour les tout jeunes enfants.

Avant de terminer ce chapitre, nous croyons devoir dire quelques mots sur les soins à donner aux grains, sur les maladies de ces derniers et sur les substances à ajouter au képhir afin d'obtenir les effets thérapeutiques exigés.

Les grains de képhir se développent, comme on l'a vu, dans le lait qui lui sert en quelque sorte de milieu de culture. Leur développement est surtout énergique au printemps et en été, et est notablement ralenti en hiver et en automne. Plus on renouvelle fréquemment le lait et plus la quantité de grains augmente (sans dépasser, bien entendu, une certaine limite), et mieux ils prospèrent. Ainsi, lorsque le lait est renouvelé toutes les huit ou dix heures, la proportion des grains au lait étant d'une cuillerée à soupe par deux verres de lait, on voit au bout de 10 à 15 jours le nombre des grains doubler. Pour que cet accroissement soit favorisé, pour que les grains ne deviennent pas malades, et pour que la fermentation marche plus rapidement, il ne faut jamais laisser les grains acquérir un volume supérieur à celui d'une noix (à l'état humide, il va sans dire). Si l'agitation de la carafe de levain est insuffisante à désagréger les grains plus volumineux en plus petits, il faut les séparer, de temps en temps, avec les doigts. En outre, pour activer leur développement, il est bon de laisser de temps en temps, par exemple tous les 15 jours, les grains dans le même lait, sans renouveler celui-ci pendant 2-3 jours. Ils deviennent alors plus élastiques, plus fermes et se multiplient très activement dans du lait fréquemment renouvelé.

Pour SÉCHER LES GRAINS, il faut commencer par les laver soigneusement dans plusieurs eaux, jusqu'à ce que l'eau de lavage reste tout à fait limpide ; puis on les étale sur un linge ou sur du papier buvard et on les expose au soleil. En séchant, les grains exhalent une odeur de champignons, prennent une couleur jaune paille, deviennent durs ; à l'état tout à fait sec, ils n'ont plus du tout l'odeur qu'ils avaient à l'état humide. A l'état sec, on peut les conserver très longtemps, même pendant plusieurs années, sans qu'ils perdent leurs qualités essentielles, et cela bien que la plus grande partie des cellules superficielles de levure soient détruites par la dessiccation. Les grains séchés doivent être conservés dans un endroit absolument sec. Nous recommandons la dessiccation au soleil, surtout dans le but d'empêcher le plus possible le développement de la moisissure (Penicillum glaucum et Oidium lactis) qui se produit toujours lors de la dessiccation des grains.

La présence de cette moisissure est facile à constater car elle forme à la surface des grains secs des taches blanches. Si la dessiccation des grains se fait lentement ou bien a lieu dans un endroit humide et sombre, les grains se couvrent d'une abondante végétation de moisissures et il s'en exhale une odeur caractéristique très désagréable. Par contre, si pendant la dessiccation les grains sont exposés au soleil, la quantité de moisissure développée est infime.

Si résistants que soient les grains de képhir sec à tous les agents extérieurs ils peuvent néanmoins pendant leur séjour dans le lait être parfois atteints de maladies. Ainsi tous ceux qui s'occupent de la question du képhir ont constaté la MUCIFICATION DES GRAINS. Parmi la masse de grains sains et élastiques quelques-uns se couvrent de mucosités, deviennent mous et se laissent facilement écraser entre les doigts. Ce phénomène s'observe de préférence lorsque la préparation du képhir n'est pas faite dans des conditions de propreté suffisante, lorsque la carafe contenant le levain est accessible aux bactéries de l'air qui provoquent la mucification du lait et dont on a déjà décrit plusieurs variétés (*Schmidt-Mülheim, Löffler, Adametz, Guillebeau, etc.*) Les recherches démontrent que chaque lobule du grain est remplacé par une vésicule remplie de mucosité visqueuse ou de liquide aqueux. Nous avons eu l'occasion d'observer chez les montagnards de la région du Terek, qui s'occupent du commerce de képhir, des grains de dimensions d'une paume de main, mais complètement dégénérés, mous et transformés en des bulles à contenu visqueux, glaireux. En raison de l'extension du commerce de grains de képhir et de l'augmentation de la demande surtout de la part des marchands en gros du pays, les montagnards cherchent à tout prix à activer le développement des grains et croient que les grains les plus volumineux sont les meilleurs. Tel est aussi l'avis des marchands en gros : dans le village Naltshik où les montagnards font arriver de leurs aouls, les jours de marché, des dizaines de kilogrammes de grains humectés, nous avons pu fréquemment constater, chez les marchands de gros, des livres de grains secs tous malades ; les petits grains seuls étaient sains, tandis que les gros, dont les montagnards étaient si fiers, ne valaient rien.

La mucification est certainement une maladie contagieuse, car il suffit que dans une carafe de levain un seul grain se mucifie pour que, au bout de quelques jours, on en trouve un grand nombre. Cette maladie se produit surtout en été, de même que lorsqu'on fait usage de grains secs conservés à une température assez élevée.

L'examen microscopique des grains complètement mucifiés nous a révélé l'absence presque complète de cellules de levure ; toute la masse était transformée en du mucus fibrineux, parsemé de longs filaments de bactéries parmi lesquels beaucoup de bactéries sphériques qu'on n'observe jamais dans le grain képhirique sain. Si le grain a subi en totalité cette transformation muqueuse ou aqueuse, le mieux qu'on puisse faire est de le jeter.

Mais il est bien plus simple de le préserver contre une transformation complète ; pour cela il faut, quand on lave les grains à l'eau, enlever ceux d'entre eux qui commencent à devenir mous et dont des parcelles subissent un commencement de mucification. Ces grains malades seront séparés des autres, lavés à l'eau légèrement alcalinisée au bicarbonate de soude, puis maintenus pendant 2 heures dans une solution de crème de tartre ou d'acide citrique à 4-5 pour 100 ou mieux encore dans une solution à 2 pour 100 d'acide salicylique. Ensuite on les lavera de nouveau à l'eau et on les sèchera au soleil.

La dessiccation achève la guérison complète des grains. Si le levain contient beaucoup de grains atteints, le képhir prend un goût désagréable et parfois même la fermentation képhirique avorte complètement. Le meilleur traitement prophylactique de cette maladie du ferment képhirique est la propreté méticuleuse de la préparation du levain. La carafe à levain doit être minutieusement lavée, au moins tous les 3-4 jours ; et il faut empêcher les grains d'acquérir un volume trop considérable.

L'autre maladie des grains et de la fermentation képhirique c'est leur AIGRISSEMENT et la FERMENTATION BUTYRIQUE jointe à la fermentation lactique proprement dite. Les champignons qui sont atteints dégagent une odeur très pénétrante rappelant celle du beurre rance ; mis dans du lait, ils se couvrent au bout de 15 à 30 minutes de gros caillots de caséine. Le lait se coagule trop rapidement et la caséine forme de gros grumeaux au lieu de très fins flocons. Si la fermentation continue, dans les bouteilles bien bouchées, ces grumeaux peuvent se redissoudre et se désagréger, mais le breuvage prend une saveur trop aigre et dégage l'odeur forte de beurre rance ; en même temps l'acidcarbonique devient rare et le liquide versé dans un verre ne mousse pas. L'odeur de ce képhir permet déjà de reconnaître qu'à la fermentation képhirique s'est ajoutée la fermentation butyrique ; de plus l'examen microscopique d'une goutte de ce produit permet d'y reconnaître la présence d'un grand nombre de bactéries à extrémités renflées qu'on ne doit pas trouver habituellement dans le képhir sain, tandis que les cellules de levure y font complètement défaut. Certaines de ces bactéries ne sont autres que le ferment butyrique.

On reconnaît deux causes à cette maladie du ferment képhirique : 1° l'emploi de lait non écrémé trop gras, surtout quand il n'a pas été préalablement bouilli et quand il a séjourné à l'air pendant assez longtemps dans des pots insuffisamment lavés ; 2° la conservation du képhir en bouteilles dans des endroits dont la température dépasse 20°. Toutes les bactéries qui provoquent la fermentation butyrique (et il y en a plusieurs espèces) se développent surtout à des températures plus élevées que la moyenne nécessaire au développement des micro-organismes du ferment du képhir, en outre elles s'accommodent mieux d'une vie anaérobie. Par conséquent lorsque, par la faute d'une préparation malpropre du képhir, le lait est souillé de bactéries butyriques venant de l'air, de la vaisselle (pots et cuves insuffisamment lavés), ou des tabliers des personnes chargées de la préparation, et que le lait ainsi souillé est mis dans des bouteilles bien bouchées et conservé à une température trop élevée, les bactéries en question entreront en voie de prolifération très énergique et transformeront le lait en une boisson impropre à la consommation.

Malheureusement cette maladie est assez répandue et beaucoup de personnes, qui ne savent pas quelles doivent être les qualités d'un bon képhir, boivent alors un liquide aigri qui provoque souvent des gastrites. Le képhir bien préparé et sain est, au contraire, une boisson très agréable, rafraîchissante, très bien digérée par tous et qui ne provoque jamais de troubles digestifs.

Déjà en 1883 nous avions proposé d'additionner le lait d'un peu de lactate de fer, afin d'augmenter l'action thérapeutique du képhir, notamment chez les anémiques qui ne supportent pas le fer pur. Les autres sels de fer ne sont pas indiqués parce que sous l'influence de l'acide lactique libre du képhir, ils se transforment tous, même le fer réduit par l'hydrogène, en lactate. Pour que le képhir n'ait pas le goût métallique désagréable et que tout le fer introduit soit absorbé par le sang, il faut en mettre de très petites doses : 0,05 à 0,10 centigrammes par bouteille ; le mieux est d'additionner cette dose de fer de 0,50 de lactose. Des anémiques qui avaient ainsi, sur notre conseil, pris, par jour, deux à trois bouteilles de KÉPHIR FERRUGINEUX fait avec du lait bouilli, avaient vu leur état s'améliorer très sensiblement déjà au bout de quinze jours. On peut, en général, prédire avec certitude que le képhir ferrugineux préparé avec du lait bouilli fournira à l'arsenal thérapeutique une préparation ferrugineuse d'un prix très peu élevé et d'une action très puissante même dans les anémies les plus graves.

En outre du fer, on a également cherché à additionner le képhir de PEPSINE pour faciliter la peptonisation des albuminoïdes du képhir, ce qui peut parfois être nécessaire chez des dyspeptiques. Enfin on a conseillé (*Langer*) d'ajouter au képhir différentes substances médicamenteuses, telles que l'arsenic, le créosotal, le gaïacol, etc. On a alors un KÉPHIR PEPSINÉ, ARSÉNIEUX, GAÏACOLÉ, etc. Nous préfèrons prescrire tous ces médicaments séparément.

CHAPITRE III

CHIMISME DE LA FERMENTATION KÉPHIRIQUE

Les modifications physico-chimiques apportées par le ferment du képhir au lait de vache sont au fond plus ou moins analogues à celles qui se produisent dans le lait de jument sous l'influence du ferment dit de koumys. Dans les deux cas on voit se produire sous l'influence des micro-organismes (levures et bactéries), *d'une part* le dédoublement du sucre de lait en lactose, avec formation d'acide carbonique, d'alcool éthylique et d'acide lactique; *d'autre part* une modification spéciale des albuminoïdes du lait consistant en séparation de la caséine, peptonisation et dissolution d'une certaine partie de ces albuminoïdes.

Le sucre de lait (lactose) est par lui-même identique au sucre de canne (saccharose), c'est-à-dire au sucre que nous employons dans les aliments; il ne peut pas donner de fermentation alcoolique, mais sous l'influence du ferment élaboré par les levures il s'unit à une molécule d'eau et, étant un anhydride de la glucose, il se transforme ainsi en cette dernière, c'est-à-dire en sucre de raisin qui, lui, se décompose facilement. Ce processus s'accomplit de la façon suivante, ainsi que le montre la formule :

$$C^{12}H^{22}O^{11} \text{ (lactose)} + H^2O \text{ (eau)} = 2C^6H^{12}O^6 \text{ (glucose)}.$$

Une partie de glucose se dédouble sous l'influence du ferment élaboré par les levures en alcool et acide carbonique :

$$C^6H^{12}O^6 = 2C^2H^6O \text{ (alcool)} + 2CO^2 \text{ (acide carbonique)}.$$

La formation d'acide lactique aux dépens d'une autre partie de glucose nécessite l'intervention des bactéries. Chaque molécule de glucose se dédouble alors en deux molécules d'acide lactique :

$$C^6H^{12}O^6 = 2C^3H^6O^3$$

En plus la molécule du sucre de lait se décompose sous l'influence des bactéries en un nombre correspondant de molécules d'acide lactique directement, sans passage préalable par le sucre de raisin, mais toutefois avec absorption d'une molécule d'eau. Dans ces cas chaque molécule de sucre de lait se décompose en 4 molécules d'acide lactique, suivant la formule :

$$C^{12}H^{22}O^{11} + H^2O = 4C^3H^6O^3$$

La fermentation lactique du sucre précède toujours la fermentation alcoolique. En général le sucre de lait subit plus facilement la fermentation lactique que la fermentation alcoolique, surtout sous l'influence d'une température élevée et de l'accès libre d'oxygène. Il faut toujours avoir présent à l'esprit cette circonstance pendant la préparation du képhir, car souvent LA FERMENTATION KÉPHIRIQUE QUI S'EFFECTUE A UNE TEMPÉRATURE TROP ÉLEVÉE DONNE UNE BOISSON EXCESSIVEMENT ACIDULÉE ET NE MOUSSANT PRESQUE PAS (1).

Dans la fermentation képhirique malade, quand le lait ou les champignons sont souillés par le ferment

(1) A côté de la formation d'acide lactique, d'alcool et d'acide carbonique aux dépens du sucre de lait, il se forme dans le lait, sous l'influence de la vie et de la multiplication des levures, encore d'autres produits secondaires en quantité infinitésimale, tels que l'acide succinique, la glycérine, etc., qui, n'ont aucune signification dans la préparation du képhir. Ces substances se forment en quantité un peu plus grande lorsque les grains de képhir sont en nombre trop considérable comparativement à la quantité de lait employé et si la fermentation est effectuée à une température trop élevée : 38°-40°. Il est possible qu'il se passe la même chose que dans la fermentation alcoolique quand l'opération a lieu à une température trop élevée : la fermentation s'accompagne alors de formation d'une grande quantité de glycérine et d'acide succinique.

butyrique et d'autres bactéries, on peut trouver dans le képhir des acides butyrique et acétique et même divers produits de décomposition putride des albuminoïdes. Une telle boisson ne peut plus être employée, ce n'est plus du képhir.

C'est en étudiant le processus de fermentation du koumys qu'on peut se rendre un compte exact de la lenteur plus grande de la transformation du sucre de lait en alcool comparativement à sa transformation en acide lactique. Ainsi M. *Karrik* a observé que par l'addition de levures au lait de jument la fermentation alcoolique ne devient appréciable qu'au bout de 5 heures; tandis que par addition de levain mixte de koumys, la température restant la même, il se forme presque immédiatement un peu d'acide lactique.

Mais si cette lenteur de la fermentation alcoolique s'observe pendant la préparation du koumys, c'est-à-dire sous l'influence du ferment du koumys, il n'en est pas de même de cette fermentation du sucre de lait sous l'influence du ferment du képhir. Ici la fermentation alcoolique commence déjà 15-20 minutes après l'introduction des grains gonflés de képhir dans le lait de vache, ce dont on peut juger par le dégagement d'acide carbonique qui accompagne cette fermentation, les grains de képhir surnagent à la surface du lait et les bulles de gaz carbonique se dégagent en crépitant. Par conséquent dans ce cas la fermentation alcoolique est très peu en retard sur la fermentation lactique. Si l'on met dans le lait des grains secs ou insuffisamment gonflés, le phénomène inverse se produit : la fermentation alcoolique ne s'effectue pas du tout parfois, tandis que la fermentation lactique est à son apogée ; comme résultat on n'a que du lait caillé. En plus, en élevant la température du milieu ambiant à 25-30° on rend la fermentation lactique si intense qu'une partie très insignifiante seulement de sucre est transformée en alcool et en acide carbonique.

Plus la température est basse (jusqu'à un certain dégré), plus les fermentations alcoolique et lactique sont régulières, plus le képhir contiendra d'alcool et d'acide carbonique, plus le goût de la boisson sera agréable et doux, et moins il y aura de grumeaux de caséine. Au contraire, si la fermentation du lait s'effectue à des températures relativement élevées (20 à 30°) le képhir sera aigre, piquant, moins agréable, avec de gros flocons de caséine et provoquant parfois des douleurs gastriques. Une telle boisson doit contenir une quantité notable d'acide butyrique, car on sait depuis les recherches classiques de *Pasteur* qu'en présence des bactéries et d'une température supérieure à 22° le lait subit facilement la fermentation butyrique avec transformation d'une partie d'acide lactique en acide butyrique (1). Aussi la température la plus convenable pour la préparation d'un bon képhir est-elle de 15 à 17° C. En effet les montagnards du Caucase conservent les outres et les vases contenant le lait fermenté à une température aussi basse que possible, ce à quoi ils ne parviennent d'ailleurs pas souvent, surtout en été.

L'agitation du vase contenant le lait qui fermente exerce une action particulièrement importante sur le taux et la production de l'alcool et de l'acide lactique. Les habitants des steppes qui préparent le koumys voient dans l'acte d'agitation une des conditions les

---

(1) Le processus de la fermentation butyrique lui-même est exprimé généralement, au point de vue chimique, de la façon suivante :

$$\underset{\text{Ac. lactique.}}{2C^3H^6O^3} = \underset{\text{Ac. butyrique.}}{C^4H^8O^2} + 2CO^2 + 4H$$

En plus il peut y avoir encore un autre cas de fermentation butyrique, cette fois directement aux dépens du sucre de lait ; en même temps il peut se former de l'acide lactique, de l'acide carbonique et de l'hydrogène, d'après l'équation chimique suivante :

$$\underset{\text{Lactose.}}{C^{12}H^{22}O^{11}} = \underset{\text{Ac. lactique.}}{2C^3H^6O^3} + \underset{\text{Ac. butyrique.}}{C^4H^8O^2} + 2CO^2 + 4H$$

Il est très probable qu'une partie du lactose subit cette transformation quand on prépare le képhir à une température élevée.

plus importantes de la fermentation du lait de jument. L'importance de cette condition a été justement reconnue encore en 1784 par l'Écossais Gruve à qui appartient l'honneur de la découverte de la valeur diététique et thérapeutique du koumys. Dans la préparation du képhir l'agitation est encore plus nécessaire que dans la préparation du koumys, étant donné que les levures employées pour la fermentation képhirique sont non à l'état liquide régulièrement miscibles au lait, mais bien à l'état solide, granuleux n'entrant en contact qu'avec de très petites portions de lait. Dans la préparation du képhir à l'aide d'addition du levain képhirique liquide (procédé B) l'agitation est également nécessaire, mais pour d'autres raisons. Par l'agitation on obtient d'abord le contact uniforme de différentes parties du lait avec le ferment, le contact d'une plus grande quantité de lait avec l'air, et partant une marche régulière des fermentations alcoolique et lactique qui ne permet pas l'accumulation dans certaines couches du lait d'une grande quantité d'acide lactique. Cette accumulation aurait pour conséquence la coagulation rapide de la caséine qui se prend en gros grumeaux, circonstance qu'il faut éviter. Plus tard quand la caséine est déjà coagulée grâce à la réaction acide du lait, l'agitation du liquide n'est pas moins importante, car elle empêche la caséine de se prendre en gros grumeaux fermes et transforme au contraire tout le liquide en une émulsion excessivement fine. L'agitation du liquide entrave la fermentation exclusive d'acide lactique, elle est non seulement inoffensive mais indispensable à la fermentation alcoolique; d'autre part elle divise finement la caséine coagulée, circonstance favorable à l'assimilation de cette substance.

Pour en finir avec l'étude de la fermentation alcoolique au cours de la préparation du képhir, il nous reste encore à voir quelle est à ce point de vue l'influence du libre contact de l'air et du lait.

La conception actuelle de cette question, basée surtout sur les travaux de *Rasmus* et de *Hansen*, diffère quelque peu de celle établie par *Pasteur*. Ce grand savant croyait que la fermentation est la vie à l'abri de l'air. Actuellement il est reconnu que la fermentation alcoolique peut s'effectuer régulièrement et surabondamment quand les saccharomycètes ont d'abord emmagasiné une quantité suffisante d'oxygène et se sont suffisamment multipliées en présence de ce gaz.

Aussi faut-il laisser le vase à levain accessible à l'oxygène de l'air pendant un certain temps, les 6 à 8 premières heures, puis transvaser le liquide qui fermente, dans une bouteille que l'on ferme hermétiquement et laisser le liquide dans cette bouteille à la température de 14-16° même jusqu'à 18° un ou deux jours, suivant les circonstances. Il faut conserver le lait dans un vase ouvert les premières heures pour que les cellules de la levure se multiplient en quantité suffisante ; c'est alors seulement que les levures commencent dans le vase clos la fermentation proprement dite, c'est-à-dire qu'ils commencent à élaborer le ferment chimique qu'on peut isoler des levures par leur écrasement, ainsi que l'a démontré récemment *Buchner*.

Quant aux modifications que subissent les substances albuminoïdes du lait pendant la préparation du képhir, elles sont évidemment les mêmes que celles subies par les substances albuminoïdes du lait de jument sous l'influence de la fermentation du koumys. La caséine est précipitée en partie sous l'influence de l'acide lactique, mais surtout sous l'influence d'un ferment coagulant spécial, sécrété par les bactéries (1).

(1) La précipitation ou la coagulation de la caséine peut s'effectuer en général sous deux influences : 1° en présence d'un acide ; 2° indépendamment de la réaction acide, sous l'influence d'un ferment spécial, dit « présure », qui se trouve principalement dans la muqueuse gastrique, mais qui est aussi

La caséine précipitée se dissout ultérieurement en partie et une autre partie subit la peptonisation.

On peut déjà juger des modifications subies par les albuminoïdes du lait au cours de la fermentation képhirique d'après les changements physiques qui s'y effectuent. Des deux substances albuminoïdes qui existent sûrement dans le lait, la caséine et la sérine ou albumine, c'est surtout la première qui subit des modifications importantes. La caséine se trouve dans le lait à l'état soluble, ou bien à l'état gonflé, sous forme de masses gélatineuses ou bien enfin sous forme d'enveloppes excessivement ténues entourant les globules graisseux. La question n'est pas encore élucidée, malgré le nombre considérable de travaux faits à ce sujet. En tous cas, dans le lait normal la caséine ne se trouve pas à l'état coagulé ; elle est intimement liée au sérum et s'y trouve très probablement à l'état de dissolution (1).

Au cours de la fermentation képhirique la caséine se

élaboré par beaucoup de cellules végétales des Phanérogames et des Cryptogames. Ainsi, par exemple, le suc de figuier, les feuilles de *Pinguicula vulgaris*, le suc de *Carica papaia*, le suc des fleurs d'artichauts, les semences de *Datura stramonium*, les grains de *Ricinus communis* et beaucoup d'autres plantes, surtout au moment de leur germination, peuvent coaguler le lait grâce à la présence d'un ferment coagulant. Enfin *Duclaux* a démontré que beaucoup de bactéries sécrètent également ce ferment. Sous son influence, le lait se coagule en conservant sa réaction neutre et la préparation de beaucoup de fromages se fait précisément à l'aide de la présure. L'action de ce ferment sur le lait est nulle au-dessous de 16°-18°. Son maximum d'action est entre 30° et 35°.

(1) La caséine du lait représente une combinaison d'albumine avec les phosphates calciques qui maintiennent cette substance dissoute. Si tout acide ajouté au lait précipite la caséine de sa solution, c'est que cet acide s'empare des sels de calcium et détruit ainsi cette combinaison instable que forment la caséine et le calcium. Ce fait, établi encore par *Hammarsten* en 1873, a été étudié ultérieurement (*Courant, Duclaux, Soxlet, Soldner, Löscher, Arthus* et *Pagès* et beaucoup d'autres) et on a démontré qu'il existe des rapports intéressants entre la coagulation de la caséine par les acides et sa coagulation par la présure. Si l'on s'empare de tous les sels solubles de calcium contenus dans le lait pas l'oxalate d'ammoniaque ou le fluorure de potassium, sels dont les acides s'unissent avidement au calcium, la présure ne peut plus coaguler le lait ; il semble que la coagulation de la caséine ne peut s'effectuer qu'en présence de sels solubles de calcium.

coagule progressivement, mais au lieu de se prendre en caillots compacts et volumineux, elle forme des flocons mous excessivement petits, glaireux et friables que l'agitation transforme en une émulsion fine. Cette affirmation semble contredire l'évidence, car dans un vase clos renfermant du képhir laissé au repos depuis 10 heures toute la caséine se prend en un bloc qui se sépare du sérum transparant et surnage à sa surface. Mais il suffit d'imprimer à la bouteille plusieurs mouvements de rotation autour de son grand axe pour que toute la masse de caséine se désagrège en se mêlant au sérum et en formant une très bonne émulsion, sans grumeaux ni flocons perceptibles au goût. La masse générale primitivement unique de la caséine était donc composée de grumeaux très fins, microscopiques même, lâchement adhérents entre eux. Cette coagulation de la caséine en petits grumeaux ne se fait que dans les cas où la formation d'acide lactique est lente, ce qui ne peut se produire qu'à une température ne dépassant pas celle d'appartement. Si la fermentation lactique est très énergique et donne rapidement une grande quantité d'acide lactique, fait qui arrive si la température est élevée (20-25° et au-dessus jusqu'à 40°), la caséine est précipitée sous forme de caillots denses qui résistent en partie à l'agitation la plus énergique de la bouteille, et l'on obtient une boisson acidulée avec des caillots et des grumeaux perceptibles de caséine.

Les transformations ultérieures de la caséine consistent en sa dissolution partielle dans le sérum. Ce fait est déjà confirmé par la différence qui existe entre le képhir d'un jour et celui de deux ou plusieurs jours. D'abord épais, crémeux, le képhir se liquéfie de plus en plus et devient finalement aqueux, analogue au petit lait. Il est évident qu'une partie notable de caséine qui se trouvait à l'état d'émulsion s'est dissoute, une certaine portion en a subi la peptonisation ou s'est transformée en hémi-albumose, stade intermédiaire entre l'albumine et la peptone. La dissolution de la caséine et sa peptonisation probable dans le lait dépendent du ferment digestif sécrété aussi bien par les bactéries du képhir que probablement par les levures elles-mêmes.

La solubilisation de la caséine par les bactéries du képhir ne représente rien de spécifique aux microbes du ferment képhirique. Toutes les bactéries du lait qui sécrètent des ferments coagulants sécrètent en même temps le ferment qui dissout la caséine et que M. *Duclaux* a nommé la « caséase ». Ce ferment, très répandu dans le milieu microbien, agit à des températures relativement plus basses que le ferment coagulant, c'est-à-dire même à la température de 4-5° (1). La caséase ou le ferment qui dissout la caséine est élaborée non seulement par beaucoup de bactéries, mais aussi par des moisissures et des levures. Ce fait, récemment établi par toute une série de recherches (*Pöhl, Boullanger, Hahn, Wehmer, Will, Beyerinck, Lindner*) par rapport aux cultures des moisissures et des levures de bière, nous permet d'affirmer que les levures du ferment képhirique jouent un certain rôle dans la solubilisation de la caséine dans le képhir âgé de 2 ou 3 jours.

En même temps qu'elle rend la caséine soluble, la caséase provoque la peptonisation d'une partie de cette substance, ainsi qu'on peut s'en convaincre par des analyses de képhir de différents âges : plus le képhir est âgé plus il contient de peptone et de différentes

---

(1) L'exemple le plus frappant de l'action dissolvante de ce ferment peut être tiré du processus qu'on observe pendant que le fromage de Brie se « fait ». A mesure que le ferment élaboré par les bactéries de la croûte du fromage pénètre dans les parties profondes, la caséine se liquéfie de plus en plus de la périphérie au centre. Le fromage de Brie bien « fait » est celui où la caséine a subi la liquéfaction dans toute son épaisseur.

Parmi les bactéries qui élaborent en quantité énorme la caséase et qui sont capables de vivre dans le lait et les laitages il faut surtout mentionner le Thyrotrix tenuis décrit par *Duclaux* et le bacillus subtilis qui lui ressemble beaucoup.

substances intermédiaires entre les albumines dialysables et non dialysables. Il est impossible de séparer les propriétés dissolvantes du ferment de ses propriétés peptonisantes ; il semble que les deux réactions s'effectuent simultanément.

Après le processus de solubilisation de la caséine et de sa peptonisation, la décomposition de l'albumine peut, comme l'a dernièrement démontré *Duclaux,* continuer sous l'influence de la caséase ; il se forme alors des produits comme la leucine et la thyrosine dont la présence est nuisible et qui se développent généralement lors de la putréfaction des albuminoïdes. C'est pourquoi certains chimistes considèrent avec quelque raison la peptonisation des albuminoïdes comme un début de putréfaction ne s'accompagnant pas encore, à cette période, de dégagement de gaz fétides.

Sans nous arrêter à la question délicate de savoir où finit la fermentation et où commence la putréfaction, il faut, en tout cas, admettre que la solubilisation et la peptonisation de la caséine constituent une réaction très utile au point de vue nutritif et qu'il faut réaliser. L'action des microbes et de leurs ferments ne doit pas toutefois aller au delà de la peptonisation, autrement le képhir contiendrait des produits de dédoublement des albuminoïdes nocifs et même toxiques. Si l'on se rappelle que la caséase agit à une température inférieure à la température ordinaire et même à 5° on comprend que l'action dissolvante de ce ferment, qui dépasse très facilement les limites de l'effet utile, puisse s'exercer lorsque le képhir est longtemps conservé en bouteille, même dans un endroit à basse température. Et comme il est impossible de savoir à quel moment commencent les actions chimiques nuisibles, il est plus simple de s'abstenir de l'usage d'un képhir trop ancien, même s'il a été conservé en cave. Nous conseillons de ne jamais faire usage de képhir âgé de plus de 5 jours. Nous avons pu nous convaincre fréquemment que l'absorption de képhir de 6-7 jours, même conservé à basse température, et ne possédant aucune odeur désagréable, provoque des douleurs d'estomac; il est donc évident que ce képhir contient déjà des produis nocifs de dédoublement des albuminoïdes. A ces substances s'ajoute sans doute encore l'acide butyrique, produit de la fermentation butyrique, qui se développe avec tant de facilité dans les bouteilles bouchées hermétiquement, c'est-à-dire en l'absence d'oxygène libre.

La préparation du képhir, comme celle de baucoup d'autres produits de fermentation, est basée plutôt sur des données empiriques que sur des faits bio-chimiques nettement établis et déterminés, aussi ne faut-il pas s'étonner qu'on ne possède pas encore avec précision la composition chimique du képhir. Il n'y a de constant pour le moment que la composition qualitative du képhir; quant à sa composition quantitative, elle varie beaucoup, eu égard au grand nombre de facteurs, parmi lesquels la durée de la fermentation, la température à laquelle a lieu cette dernière, et l'emploi de lait écrémé ou non écrémé sont les plus importants.

La première analyse quantitative du képhir a été faite en 1887 sur la demande de *Dmitriev*, par un pharmacien, M. *Touchinsky*. Plus tard d'autres analyses furent publiées par *Nencki* et *Rakosski*, *Weinberg*, *Weber*, *Sadovene*, etc. Les analyses les plus détaillées, avec teneur en albuminoïdes et peptones, ont été faites par *Bill*, *Hammarsten*, *Sonnerat*, *Malerba*, *Silvanov*, et surtout, tout récemment, par *Kotzine*.

Le tableau de la page 46 donne les résultats de quelques-unes de ces analyses :

AUTEURS	TOUCHINSKY	NENCKI et RAKÖSSKI	WEBER		SONNERAT	SADOVEN		BILL			HAMMARSTEN			KOTZINE			LAIT DE VACHE	LAIT DE JUMENT	LAIT DE FEMME
VARIÉTÉ DE KÉPHIR	DE 2 JOURS lait écrémé	DE 3 JOURS lait écrémé	DE 2 JOURS	DE 3 JOURS	DE 3 JOURS	DE 2 JOURS	DE 3 JOURS	DE 1 JOUR	DE 2 JOURS	DE 3 JOURS	DE 1 JOUR	DE 2 JOURS	DE 3 JOURS	FAIBLE	MOYEN	FORT			
Eau.	90,4	92,5	»	»	»	»	»	»	»	»	88,2	89,00	89,4	88,03	88,99	89,4	»	»	»
Résidu sec.	»	»	»	»	»	»	»	»	»	»	»	»	»	11,97	11,01	10,6	»	»	»
Total d'albuminoïdes.	3,8	2,8	3,3	3,2	»	»	»	»	»	»	3,3	2,9	3,1	3,24	3,35	3,23	3,8-4,6	2,1	2,2
Caséine.	»	»	»	»	3,1	2,6	2,5	3,3	2,8	2,9	2,9	2,7	2,9	2,5	2,6	2,4	»	»	»
Albumine.	»	»	»	»	»	0,7	0,7	0,11	0,03	0,00	0,28	0,17	0,10	0,30	0,23	0,14	»	»	»
Acidalbumine. . .	»	»	»	»	»	»	»	0,09	0,10	0,25	»	»	»	0,12	0,15	0,24	»	»	»
Peptones.	»	»	»	»	0,02	»	0,02	0,22	0,32	0,48	0,04	0,07	0,08	0,28	0,30	0,37	»	»	»
Lactose.	2,0	1,37	1,93	1,8	1,4	»	1,5	3,7	3,2	3,0	2,7	2,9	2,3	4,1	3,4	3,1	4,5-5,2	5,7	6,4
Acide lactique. . .	0,9	0,8	0,3	0,6	0,7	1,5	1,3	0,5	0,5	0,6	0,8	0,6	0,7	0,7	0,8	1,1	»	»	»
Graisse.	2,9	0,5	2,2	2,2	2,4	»	»	»	»	»	3,3	3,1	2,8	3,1	2,6	2,7	3,2-4,2	1,4	2,9
Acide carbonique. .	»	0,03	»	»	»	»	»	»	»	»	»	»	»	0,06	0,11	0,14	»	»	»
Alcool.	0,8	1,2	0,5	1,3	1,2	0,9	1,5	»	»	»	0,7	0,6	0,8	0,06	0,08	0,08	»	»	»
Acide butyrique. . .	»	»	»	»	»	»	»	»	»	»	»	»	»	0,09	0,2	0,2	»	»	»
Matières minérales. .	»	0,6	0,7	0,7	»	»	»	»	»	»	0,79	0,65	0,68	0,69	0,69	0,67	»	»	»

L'étude de ce tableau montre que bien que les recherches aient porté sur des képhirs de diverses sortes préparés par différents procédés, on peut en tirer une conclusion générale, à savoir QUE LA FERMENTATION KÉPHIRIQUE PROVOQUE DANS LE LAIT LES MODIFICATIONS CHIMIQUES SUIVANTES : UNE PARTIE DU LACTOSE DISPARAIT, IL SE DÉVELOPPE DE L'ACIDE LACTIQUE ET DE L'ALCOOL, LA CASÉINE EST PRÉCIPITÉE ET EN PARTIE DISSOUTE ; EN MÊME TEMPS APPARAISSENT DES PEPTONES QUI N'EXISTAIENT PAS AUPARAVANT DANS LE LIQUIDE ANALYSÉ.

L'analyse des képhirs du commerce de mauvaise qualité faite à Moscou, par M. *Kotzine,* montre qu'ils sont très pauvres en alcool, notamment au lieu de 0,9 pour 100 qu'on trouve dans du képhir de bonne qualité, le mauvais n'en contient que quelques centièmes pour 100 ; par contre le KÉPHIR DE MAUVAISE QUALITÉ EST TRÈS RICHE EN ACIDE LACTIQUE ET CONTIENT SOUVENT DES ACIDES GRAS VOLATILS, BUTYRIQUE, ACÉTIQUE ET AUTRES, TRÈS NOCIFS POUR LA DIGESTION ET POUR L'ORGANISME EN GÉNÉRAL. Aussi ne peut-on qu'approuver *Kotzine* lorsqu'il dit que le KÉPHIR DU COMMERCE MAL PRÉPARÉ PEUT, PAR SA TENEUR EN ACIDES BUTYRIQUE ET AUTRES, FAIRE AU MALADE PLUS DE MAL QUE DE BIEN.

CHAPITRE IV

STRUCTURE DU FERMENT KÉPHIRIQUE

Les premières notions botaniques précises sur la structure et la morphologie des grains de képhir ont été données par *Kern* en 1882. Cet auteur a démontré que toute parcelle de grain képhirique se compose de DEUX parties morphologiquement distinctes : d'un nombre infini de BACTÉRIES ASSEZ VOLUMINEUSES enserrant un nombre beaucoup moindre de CELLULES DE LEVURE. Les rapports étroits qui existent, dans le grain, entre ces deux représentants de deux espèces microbiennes distinctes peuvent, selon *Kern*, être cités comme un exemple de symbiose entre levures et bactéries, symbiose fréquente à l'état naturel. Nous avons déjà vu que *Kern* a décrit les bactéries du grain képhirique comme une espèce particulière donnant naissance chacune par chacune de ses extrémités à une spore ; d'où le nom de *dispora caucasicæ* donné par lui à cette espèce.

Quant à la levure, *Kern* la considère comme la variété de levure la plus commune, celle qui provoque la fermentation alcoolique du sucre, le *Saccharomyces cerevisiæ* Meyen.

La première question qui vient naturellement à l'esprit lorsque l'on étudie la structure des grains de képhir est celle de savoir si la symbiose se poursuit dans toute la masse du grain ? L'examen microscopique approfondi répond par la négative. En effet lorsqu'on laisse bien gonfler un grain volumineux isolé dans de l'eau ou dans du lait et qu'on le dissocie avec précaution, à l'aide de pinces, on constate qu'il n'est pas en réalité sphérique, mais irrégulièrement arborescent et allongé, formé de plusieurs lobes, enroulé sur lui-même de façon à prendre une forme sphérique, et qu'il est très élastique.

Sur une seule des faces de chaque lobe on voit des saillies, des sortes d'excroissances en forme de polypes ou de champignons. Couvrant ainsi une seule des faces de toute la masse et de chacune de ses ramifications, ces excroissances provoquent mécaniquement l'enroulement de chacun des lobes de telle façon que toutes les faces lisses et unies restent toujours cachées et dirigées vers l'intérieur de la masse, tandis que les surfaces mamelonnées sont toujours tournées vers l'extérieur. Il en résulte que la masse fondamentale est couverte d'excroissances minuscules en forme de choux-fleurs, unies à un stroma fibrillaire central. La structure fibrillaire du stroma peut être constatée même à l'œil nu ; ce stroma très élastique pouvant s'allonger facilement. En somme, chaque masse de ferment képhirique se montre, à l'examen microscopique, composé de deux parties : une fibrillaire, toujours cachée et enroulée vers l'intérieur, l'autre grenue, périphérique, dirigée vers l'extérieur. La structure microscopique de chacune de ces deux parties constituantes est essentiellement distincte : LA SYMBIOSE DES CELLULES DE LEVURE ET DES BACTÉRIES S'OBSERVE PRINCIPALEMENT DANS LES PARTIES PÉRIPHÉRIQUES, c'est-à-dire au niveau des excroissances grenues. Par contre la partie interne, rameuse et fibrillaire du grain, ainsi que de chacun des pédicules qui supportent les excroissances, se compose principalement de bactéries formant une sorte de feutrage. A la périphérie de l'agglomération qui représente le grain de képhir, là où l'on trouve aussi des cellules de levure, prédominent des bactéries libres, tandis que dans la partie interne se trouvent surtout des colonies de filaments bactériens disposées en feutrage.

En poussant plus loin l'investigation microscopique on voit encore qu'à la bactérie volumineuse, signalée par *Kern* et qui peut être considérée comme la bactérie képhirienne proprement dite, et aux cellules de levure s'ajoutent, dans le grain de képhir, un troisième microbe, de dimensions beaucoup moindres : la BACTÉRIE DE LA FERMENTATION LACTIQUE. C'est *Stanghé* qui a le premier attiré l'attention sur la présence constante de cette espèce dans le ferment képhirique et depuis tous les auteurs qui se sont occupés de la question l'ont retrouvée. En résumé, le grain qui a déjà passé à plusieurs reprises dans du lait, qui a déjà fourni plusieurs rations de bon képhir, qui s'est en quelque sorte acclimaté dans le lait et représente par conséquent un échantillon de ferment sain, « normal », se compose de TROIS MICRO-ORGANISMES DISTINCTS : grosses bactéries képhiriennes proprement dites, très petites bactéries de la fermentation lactique et cellules de levure (v. fig. 2).

« LE FERMENT KÉPHIRIQUE NORMAL » est donc caractérisé par la présence et la coexistance de ces trois espèces microbiennes seules. Seul le ferment qui présente cette composition doit être considéré comme un type du ferment normal, capable de donner un bon produit.

La constatation de la présence de ces trois micro-organismes dans le grain de képhir n'est possible que si l'on examine des grains qui viennent d'être à l'instant même retirés du lait, c'est-à-dire qui sont en pleine activité, humectés et gonflés et qui ont déjà servi plusieurs fois à la fabrication du képhir de bonne qualité, sans avoir été desséchés.

Il en est tout autrement lorsqu'on étudie des grains qui ont été desséchés, ont séjourné à l'air, sont longtemps restés inactifs et n'ont été mis dans de l'eau ou du lait qu'au moment d'être examinés. Dans ces grains, qui s'écartent du type primitif de « ferment normal », on peut trouver, en plus des trois microbes décrits plus haut, plusieurs autres espèces, notamment des bactéries sphériques, des cellules et des filaments des champignons de moisissure, surtout l'Oïdium lactis et même le Penicillum glaucum.

Aussi n'est-il pas étonnant que *Freudenreich,* en 1897,

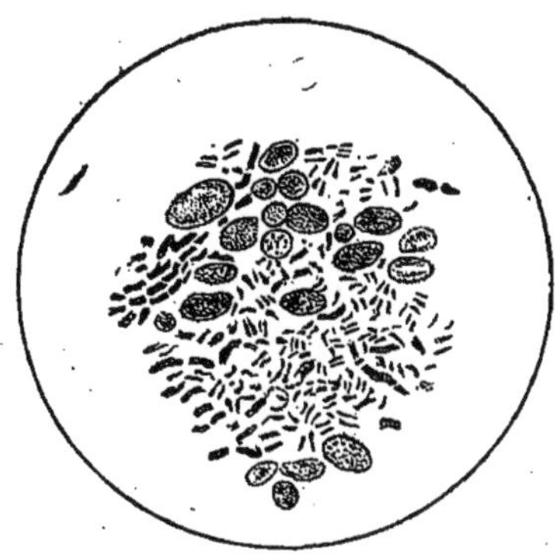

Fig. 2. — Frottis fait avec un grain de képhir humecté. Gros. : 450. Trois sortes de microbes : cellules de levure, grosses bactéries spécifiques du képhir et petites bactéries de la fermentation lactique.

et après lui *Hallion* en 1900, aient décrit dans le ferment képhirien, en plus de la grosse bactérie képhirienne, de la petite bactérie butyrique et des cellules de levure, des bactéries sphériques en chaînons. Évidemment ces auteurs s'étaient servis, pour leurs recherches, de grains anormaux, atypiques. Un grain sain et normal ne contient ni streptocoques, ni staphylocoques, c'est-à-dire aucune bactérie sphérique. Ce n'est que lorsqu'il reste exposé à l'air qu'il peut être souillé par les bactéries que contient celui-ci ; elles persistent et se développent ensuite dans les premières portions de lait ; mais au fur et à mesure de l'entrée en fermentation de nouvelles portions de ce liquide le type normal du ferment réapparaît. Il subit une sorte d'auto-isolement grâce à la série de nouveaux ensemencements : les microbes accidentels n'appartenant à aucune des trois variétés bactériennes caractéristiques du ferment-type périssent peu à peu à chaque nouveau passage dans une nouvelle quantité de lait.

Ce fait est d'ailleurs parfaitement d'accord avec les données générales de la microbiologie, d'après lesquelles seul un milieu nutritif donné, auquel s'est adapté un micro-organisme, peut assurer à ce dernier un accroissement normal et la conservation de son individualité morphologique et fonctionnelle. Pour le ferment complexe qui constitue le grain de képhir et qui se compose de trois microbes vivant en symbiose, c'est le lait qui est ce milieu nutritif, l'autonomie du ferment ne peut être conservée intacte qu'à condition qu'il se développe dans ce milieu. Chaque fois que nous sortons le ferment képhirique du lait, que nous le desséchons pour, ensuite, au fur et à mesure de nos besoins, l'humecter de nouveau dans l'eau ou dans le lait, nous altérons, par ces manipulations, l'individualité du ferment et en même temps sa composition. Cependant l'une et l'autre se rétablissent peu à peu, par passages successifs dans de nouvelles quantités de lait en fermentation.

Nous insistons tout particulièrement sur cette circonstance pour convaincre tous ceux qui préparent du képhir, que LE GRAIN DESSÉCHÉ ET SURTOUT LE GRAIN QUI EST LONGTEMPS RESTÉ A L'ÉTAT SEC, NE CONSTITUE PAS UN FERMENT KÉPHIRIQUE NORMAL ET QU'UN CERTAIN TEMPS ET UNE SÉRIE DE PASSAGES SUCCESSIFS PAR DE NOUVELLES PORTIONS DE LAIT SONT NÉCESSAIRES POUR LUI RENDRE LES CARACTÈRES D'UN FERMENT NORMAL.

Le lait, qui contient des ferments de képhir humectés fermente parce que à la surface des grains se détachent constamment, de la masse totale et immobile, des bactéries et des cellules de levure isolées, en voie de multiplication. Il n'y a donc rien d'étonnant à ce que le lait qui fermente et le képhir en général contiennent toujours une quantité plus ou moins grande de cellules de levure, et surtout de bactéries.

Dans le képhir d'un jour la quantité de levure est très faible et parmi les bactéries on trouve en abondance les grosses bactéries képhiriques (v. fig. 3). A mesure que le képhir vieillit il devient plus acide ; en même temps le microscope permet de constater l'augmentation progressive du nombre de petites bactéries de la fermentation lactique. Les cellules de levure y

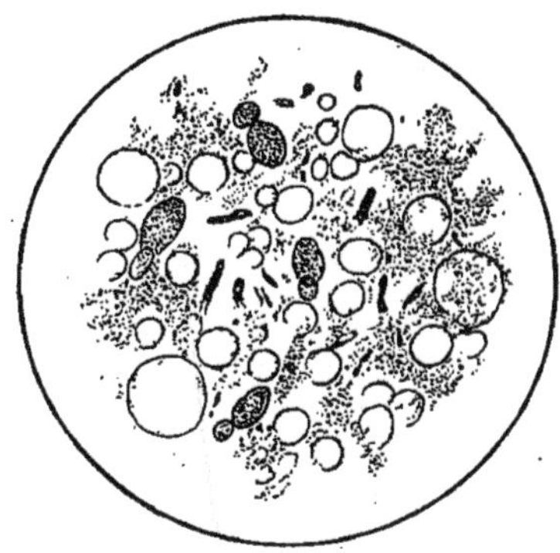

FIG. 3. — Goutte de BON KÉPHIR DE 2 JOURS. Gros. : 450. On voit sur la préparation des levures de bactéries képhiriques (les grosses) et des bactéries lactiques (petites), des gouttelettes transparentes de graisse et un très fin dépôt de caséine précipitée.

font bientôt presque complètement défaut (v. fig. 4). Le dépôt de caséine qui s'amasse sur les parois du vase est très riche en bactéries et très pauvre en cellules de levure.

L'étude biologique spéciale de la bactérie képhirique permet de constater que les notions actuellement admises à ce sujet diffèrent complètement des idées émises autrefois par *Kern*. Après cet auteur qui l'a décrite, sous le nom de *dispora caucasica* la bactérie du képhir a été considérée comme une variété spéciale : le *bacillus kephir* (*Sorokine*, etc.) ou *b. caucasicus* (*Freudenreich, Blanchard*, etc.). Mais en réalité c'est une variété du *bacillus subtilis*. Cette opinion émise pour la première fois en 1888 par le Pr *Tikhomirov* dans son Manuel de Matière médicale, a été ensuite adoptée par *Macé* dans le Manuel de Bactériologie et exposée en détail par *Essaoulov* dans sa thèse inaugurale en 1895.

A la vérité, la bactérie spécifique du képhir présente plusieurs des propriétés caractéristiques du *bacillus subtilis* (sa forme, sa mobilité, son développement sur les milieux nutritifs) mais il est peu probable qu'il s'agisse d'une seule et même espèce. D'après nos observations, la bactérie képhirique est un peu plus épaisse et moins mobile

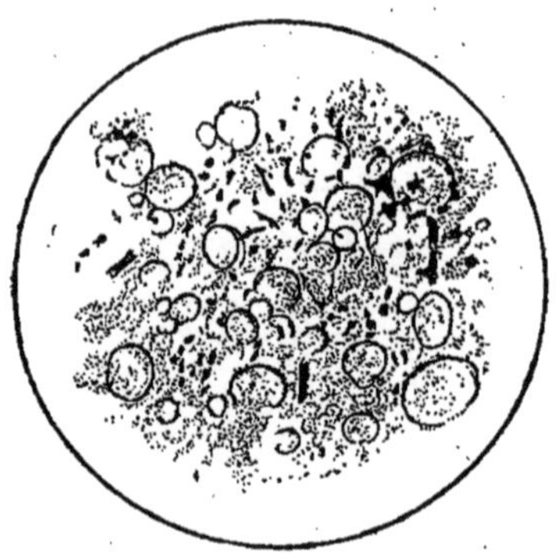

Fig. 4. — Goutte de képhir de 8 jours, très acidulé. Les bactéries lactiques (très petites) prédominent, les levures font complètement défaut. On voit des gouttelettes de graisse et un dépôt finement granuleux de caséine.

que le *b. subtilis*. D'ailleurs en plus de ce dernier *Essaoulov* a isolé de quelques ferments képhiriques une autre bactérie, distincte de l'espèce précédente. Aussi est-il très probable qu'autrefois, à une époque très reculée, la genèse du ferment képhirique s'est effectuée de la manière suivante : le *bacillus subtilis*, si commun dans les champs, dans les pâturages, dans le foin, se trouva par hasard mêlé à du lait, s'y acclimata, se transforma en une variété spéciale et devint cette bactérie que nous trouvons aujourdui dans le grain képhirique et que nous nommons *bacillus kephir* ou *bacillus caucasicus*. Il est vraisemblable que cette transformation continue dans la nature et qu'on peut la reproduire expérimentalement au laboratoire; mais pour nous la bactérie du ferment képhirique déjà constitué est une variété spéciale du *bacillus subtilis* et, en raison de la fermentation spéciale qu'elle provoque en collaboration avec d'autres microbes déjà accoutumés, nous croyons nécessaire de lui conserver le nom spécial de *bacillus kephir,* sans nier pour cela sa parenté avec le *b. subtilis.*

Quant aux CELLULES DE LEVURE qui se trouvent dans la masse fondamentale du képhir, *Beyerinck* les considère, malgré leur ressemblance aux cellules de la levure de bière, comme une variété spéciale, le *saccharomyces kephir*. D'ailleurs l'importance de cette question est tout à fait secondaire et, en tout cas, de par leurs fonctions et leur rôle dans la production du képhir, ces cellules se rapprochent le plus des cellules de la levure de bière : le *saccharomyces cerevisiæ* Meyen. On peut le prouver par l'expérience suivante : on jette une pincée de levure de bière dans une bouteille de képhir où la plus grande partie des cellules de levure ont été détruites pendant la dessiccation trop prolongée, on remplace ainsi la levure du képhir par la levure de bière véritable et l'on obtient un liquide très gazeux.

Pendant la fermentation du lait en présence des grains de képhir, quelques-uns de ces derniers, au lieu de remonter à la surface du lait, restent au fond du vase et se couvrent d'une couche visqueuse de caséine. Au Caucase on observe des masses de grains dont pas un seul ne remonte à la surface et qui cependant donnent un excellent képhir très riche en acide carbonique et pourtant celui-ci ne peut résulter que d'une fermentation alcoolique. En Russie aussi on prépare souvent du très bon képhir avec ces grains provenant du Caucase. Ayant constaté nous-même le fait, nous en avons cherché l'explication et, dans ce but, nous avons étudié au microscope les grains de cette nature. Nous avons constaté que leur composition est la même que celle des grains qui montent; le seul caractère différentiel que nous avons relevé est l'absence de la disposition des filaments bactériens en feutrage; on n'observe presque pas le stade *leptothrix*. C'est par cette différence morphologique qu'on peut expliquer la sensation particulière qu'on ressent en pressant ces grains entre les doigts : ils se laissent très facilement dissocier, sont peu élastiques et ne se laissent pas distendre comme les grains qui montent. Il y a lieu de supposer qu'il s'agit ici d'une forme de passage des grains képhiriques, mais on ne doit pas les considérer comme des grains malades car ils donnent un très bon képhir. Ces grains sont généralement plus petits que ceux qui montent, ne deviennent jamais très volumineux et se développent très lentement.

Il est évident que c'est sur de tels grains, ayant perdu toute élasticité, qu'avait porté l'examen de Mme Tshernov-Popov.

Sur l'origine du ferment képhirique on ne peut émettre que des hypothèses. Il est très vraisemblable que primitivement ce ferment se forma aux dépens des germes bactériens et des cellules de levure en suspension dans l'air, mais que le prototype du ferment n'avait ni la forme, ni la structure du grain d'aujourd'hui. Il est également probable que les caillots de caséine déposés au fond des outres et adhérents à leurs parois furent les premiers foyers de symbiose entre le *bacillus subtilis,* devenu plus tard la bactérie du képhir, et la bactérie de la fermentation lactique.

Entre les grumeaux de caséine contenant des bactéries képhiriennes, et la forme actuelle du ferment, c'est-à-dire le grain du képhir, la différence est la suivante: dans le premier les bactéries sont disséminées au hasard entre les granulations de caséine, qui les fixent, tandis que dans le second cas les bactéries sont déjà quelque peu organisées et se présentent au stade de *leptothrix*, et à l'état spécial de *zooglées*. Peut-être même forment-elles une colonie plus parfaite; cette dernière ne se désagrège plus et ne se dissout pas dans un milieu liquide comme le fait le grumeau de caséine, mais continue à se développer et conserve une organisation fixe. Quand on agite dans du lait un grumeau de caséine contenant des bactéries képhiriennes, il se désagrège peu à peu ; en même temps les bactéries, logées dans les intervalles des granulations du grumeau, et non organisées en colonies se dispersent dans le liquide. Par conséquent, ce grumeau de caséine n'est capable de provoquer la fermentation que d'une certaine quantité de lait. Par contre, si les bactéries de ce grumeau étaient organisées d'une façon spéciale, avec la propriété de conserver leur structure et la possibilité, pour tous les membres de la colonie, de se reproduire, le même grumeau, grâce aux phénomènes vitaux présentés par chacune de ses bactéries, provoquerait la fermentation non seulement d'une certaine quantité de lait, mais d'une infinité d'autres. En outre, ses bactéries se multiplieraient dans chaque portion de lait ajoutée, c'est-à-dire chaque fois que le milieu nutritif se renouvellerait, les jeunes bactéries reproduisant la forme coloniale fixée par leurs générateurs et qui est la plus apte à conserver l'espèce.

C'est ainsi que les choses se passèrent probablement à l'époque, très ancienne où les bactéries de la fermentation képhirique se reproduisaient dans les grumeaux de caséine, dans des conditions thermiques favorables. Ces grumeaux devenaient ainsi des sortes de levures de képhir et, dans certaines conditions spéciales, les bacilles s'organisaient peu à peu en colonies. Chaque fois que le liquide nutritif, c'est-à-dire le lait, était renouvelé, les parties du grumeau qui ne contenaient pas de colonies bactériennes organisées se désagrégeaient seules, tandis que les autres conservaient leur forme et même augmentaient de volume, s'accroissaient. Les cellules de levure ont pu s'unir, pendant ce temps, aux colonies bactériennes tout à fait accidentellement.

Ayant une fois constaté que certains grumeaux de caséine transforment le lait, par la fermentation, en un breuvage agréable, les premiers montagnards du Caucase continuèrent à traiter le lait par ces grumeaux. C'est grâce à cette identité des conditions de vie et de nutrition, par adaptation séculaire d'une même espèce bactérienne à un milieu de culture toujours identique, que put progressivement se fixer, sous la forme de zooglées et de leptotrix, la forme coloniale organisée, ainsi que, peut être, la symbiose entre bactérie et levure de bière, tout à fait accidentelle au début. C'est ainsi que prit naissance le grain de képhir actuel dont toute la masse se compose de bactéries immobiles agglomérées en une forme stable et déterminée. La mobilité des éléments ne se manifeste que lorsque le grain est humide et encore ne s'effectue-t-elle qu'à la surface.

D'après ces considérations, il ne serait pas surprenant que l'on parvînt un jour à reproduire artificiellement le grain, grâce à une heureuse combinaison de cellules de levure et de cultures pures de bactéries képhiriennes et de la fermentation lactique.

CHAPITRE V

VALEUR PHYSIOLOGIQUE ET THÉRAPEUTIQUE DU KÉPHIR

L'action physiologique et thérapeutique du képhir dépend aussi bien des modifications subies par les parties constituantes du lait sous l'influence de la fermentation que de la composition du lait de vache lui-même. Nous venons d'étudier, dans les chapitres précédents, les modifications du lait qui fermente sous l'action du grain képhirique. Il nous reste à signaler, dans ce chapitre, les particularités qui distinguent le lait de vache du lait de femme et du lait de jument, dont on fait le koumys. Cette étude comparée nous permettra de tirer des conclusions sur la valeur relative du képhir et du koumys.

Jusqu'en ces derniers temps on croyait, d'après les résultats de toute une série de recherches, qu'il existe une différence profonde, non pas tant quantitative que qualitative, entre le lait de vache et le lait de femme. Si, au point de vue de la quantité des parties constituantes, croyait-on, le lait de femme ressemble beaucoup au lait de vache, c'est au lait de jument qu'il est surtout analogue par la qualité de ses albuminoïdes. En 1838 parut le travail de *J.-F. Simon,* qui signala la différence dans la précipitation de la caséine par les acides dans le lait de vache et le lait de femme. Ensuite parut toute une série de travaux, dont les auteurs (*Kehrer, Biedert, Langaardt*) arrivèrent peu à peu à cette conclusion que la structure chimique de la caséine du lait de femme n'est pas identique à la caséine du lait de vache. Cette dernière est précipitée par des acides d'une concentration donnée, tandis que ces mêmes acides ne précipitent pas la caséine du lait de femme ; et ce fait, d'après les auteurs, n'est explicable que par la plus grande teneur du premier lait en parties solides. La différence tiendrait à une structure chimique différente pour les deux variétés de caséine.

Les notes publiées par *Strouvé* en 1878 et en 1879, puis le travail plus complet, du même auteur, paru en 1882, mettent à jour des faits qui détruisent cette prétendue différence, admise par tous, entre les deux laits en question. D'après *Strouvé,* et contrairement à l'opinion de *Biedert,* de *Langaart,* etc., la caséine du lait de femme est identique à celle du lait de vache, les deux laits différant entre eux principalement par la quantité seule des matières albuminoïdes. En même temps que le dernier travail de *Strouvé* parut la thèse de *J. Shmidt,* dans laquelle ce dernier démontré, par toute une série d'analyses comparées très précises, l'absence de toute différence qualitative entre les albuminoïdes des deux laits. D'après *Shmidt,* la manière différente dont ces deux laits se comportent vis-à-vis des réactifs est due à leur teneur inégale en albuminoïdes et à la différence des rapports de ces albuminoïdes entre eux.

Pour plus de clarté, nous donnons ici les moyennes obtenues par *Shmidt* à l'analyse du lait de vache et du lait de femme (alimentation ordinaire) :

	CASÉINE	ALBUMINE	HÉMI-ALBUMOSE
Lait de vache.	87,3	8,2	4,5
— de femme.	45,7	24,2	30,1

Ces chiffres montrent que le lait de vache contient presque deux fois plus de caséine que le lait de femme, trois fois moins d'albumine et sept fois moins d'hémi-albumose, mais tous deux contiennent les mêmes variétés d'albuminoïdes. La facilité avec laquelle les acides précipitent la caséine sous forme de caillots plus ou moins solides tient aux rapports quantitatifs qui existent entre la caséine et les autres albuminoïdes du lait. Plus un lait est pauvre en caséine, relativement à sa teneur en autres albuminoïdes, plus sa précipitation sera incomplète, plus le précipité sera onctueux, visqueux et facilement soluble dans les réactifs; et inversement. C'est ce qui rend compte de la différence notée depuis longtemps par les auteurs dans la façon dont les deux sortes de lait se comportent vis-à-vis des acides, différence que ces auteurs avaient voulu expliquer par une composition chimique différente des deux caséines. *Simon,* qui a également remarqué cette différence et qui n'a pu en trouver la véritable raison, l'attribuait à la différence de concentration de ces deux sortes de lait. Aujourd'hui *Strouvé* et *Shmidt* font reposer cette explication sur une base scientifique. On peut, en effet, par une certaine dilution du lait de vache et par l'augmentation de sa teneur en hémi-albumose et en albumine, le rendre presque complètement identique au lait de femme dans sa manière de se comporter vis-à-vis des réactifs. Si l'on se souvient de l'augmentation énorme de la quantité d'hémi-albumose produite dans le lait de vache par l'ébullition et dont nous avons parlé dans le chapitre II, il sera facile de comprendre qu'en diluant le lait de vache avec de l'eau et en le soumettant à l'ébullition on le rendra tout à fait comparable au lait de femme, au point de vue de sa richesse en matières albuminoïdes.

Il faut donc rejeter l'ancienne théorie sur la différence considérable entre le lait de femme et le lait de vache ; bien au contraire, par la teneur quantitative, l'un ressemble beaucoup à l'autre. D'après les analyses de *Wroblevski,* le lait de femme serait, il est vrai, plus pauvre en nucléines que le lait de vache, mais cette différence est tellement faible qu'on peut la négliger.

Puisqu'il est démontré aujourd'hui que toutes les variétés de lait contiennent les mêmes variétés d'albuminoïdes, il faut admettre que, après LE LAIT DE FEMME, C'EST NON LE LAIT DE JUMENT, MAIS BIEN LE LAIT DE VACHE, ÉTENDU D'EAU ET BOUILLI, QUI CONSTITUE LE LAIT LE MEILLEUR POUR L'HOMME. Le lait de jument diffère, en effet, beaucoup, quantitativement parlant, du lait de femme. Voici le pourcentage de matières albuminoïdes et de sucre dans les laits de femme, de jument et de vache :

	LAIT DE FEMME	LAIT DE VACHE	LAIT DE JUMENT
Albuminoïdes.	2,8	5,4	1,6
Sucre	4,8	4,	8,

Voici, en outre, les moyennes de la teneur de ces trois sortes de lait en matières azotées, graisse et lactose, tirées de nombreuses analyses de divers chimistes. 100 parties de lait contiennent :

	LAIT DE FEMME	LAIT DE VACHE	LAIT DE JUMENT
Matières azotées et sels. . .	2,2	4,3	2,1
Graisses..	2,9	3,8	1,4
Lactose.	6,4	4,5	5,7

Ce tableau montre que le lait de jument est plus pauvre que le lait de femme, et cela dans toutes ses parties constituantes, tandis que le lait de vache est plus pauvre que le lait de femme seulement en lactose, mais est plus riche que lui en graisse et en albuminoïdes. Il suffit donc d'étendre le lait de vache de 1/2 ou 1/3 d'eau, de le faire bouillir et d'y ajouter un peu de sucre pour qu'il devienne presque complètement identique, par sa digestibilité et ses qualités nutritives, au lait de femme. A ces deux derniers points de vue (digestion et nutrition), on ne peut pas considérer le lait de jument comme supérieur au lait de vache dilué et bouilli : c'est l'inverse qui est vrai, le lait de vache dilué et bouilli est plus nutritif que le lait de jument, est aussi digestif que lui et se rapproche beaucoup plus que lui du lait de femme au point de vue diététique.

Il résulte de toutes les observations précédentes que le koumys de vache ou képhir, préparé avec du lait de vache bouilli et à l'aide du ferment képhirique, n'est nullement inférieur, au point de vue diététique, au koumys de jument. SI L'ON PREND, D'AUTRE PART, EN CONSIDÉRATION LES CONDITIONS ÉCONOMIQUES, LE BON MARCHÉ DU LAIT DE VACHE, COMPARATIVEMENT AU PRIX DU LAIT DE JUMENT, LA FACILITÉ DE METTRE LE KÉPHIR A LA PORTÉE DE TOUS, LA SIMPLICITÉ DE SA PRÉPARATION, etc., ON DOIT NATURELLEMENT LE PRÉFÉRER AU KOUMYS, PUISQU'IL CONTIENT TROIS FOIS PLUS DE MATÉRIAUX NUTRITIFS, C'EST-A-DIRE D'ALBUMINOÏDES, QUE CE DERNIER. Si, de plus, on prend soin de se servir, pour faire du képhir, de lait préalablement bouilli et étendu d'eau, le koumys n'aura plus aucun avantage sur le képhir quand il s'agit de le prescrire aux enfants et aux malades dont l'appareil digestif est fonctionnellement affaibli et qui ne peuvent assimiler en une fois la quantité assez élevée d'albuminoïdes contenue dans le lait de vache non dilué. En un mot, et pour nous résumer, AU POINT DE VUE DIÉTÉTIQUE LE KÉPHIR PEUT ÊTRE CONSIDÉRÉ COMME UN SUCCÉDANÉ DU KOUMYS DE JUMENT, MAIS AU POINT DE VUE SOCIAL ET ÉCONOMIQUE IL LUI EST SUPÉRIEUR.

L'ACTION PHYSIOLOGIQUE DU KÉPHIR est en général la même que celle du koumys ; elle est due à la composition des deux boissons et est en rapport avec leur force. Le képhir contient tous les matériaux nutritifs du lait et, de plus, les acides lactique et carbonique, de l'alcool et des peptones ; la quantité de ces nouveaux composants varie beaucoup selon qu'il s'agit de képhir faible, moyen ou fort. Examinons donc maintenant l'action sur l'organisme de l'acide lactique, de l'acide carbonique et de l'alcool.

L'ACIDE LACTIQUE qui se développe dans le képhir aux dépens du lactose joue un rôle très important dans la digestion stomacale. L'acidité du suc gastrique est due à l'acide chlorhydrique qui joue le principal rôle dans la digestion des albuminoïdes; mais après cet acide et parmi les corps organiques, la première place, au point de vue de la digestion gastrique, appartient à l'acide lactique. Ainsi les expériences de *Langaart* prouvent que l'acide lactique, même dilué (1 : 20), dissout complètement la caséine du lait de femme et du lait de jument. Une quantité considérable d'albumines peut être assimilée par l'organisme si l'acide lactique est ingéré en même temps que les aliments. Mais le rôle le plus important de l'acide lactique du képhir consiste en ce que sous son influence la caséine précipite sous forme de très fins flocons glaireux; il partage avec le suc gastrique le travail d'assimilation du lait, qui consiste en précipitation de la caséine, phénomène qui a lieu dès que le lait pénètre dans l'estomac. Il y a plus: il est bien plus désirable et plus utile pour l'économie que cette coagulation se passe non sous l'influence du lab-ferment, comme cela a lieu habituellement dans l'estomac, mais sous l'action de l'acide lactique. *A. Schmidt*, de Dorpat, dont on connaît les travaux sur le sang, a montré qu'il y a une différence énorme dans l'assimilation de la caséine coagulée par la présure ou ferment gastrique et celle de la caséine coagulée par l'acide lactique. La première se présente sous forme de caillots assez volumineux, élastiques, fermes, peu solubles; la seconde, au contraire, donne de petits grumeaux doux au toucher, glaireux, très facilement solubles dans les carbonates alcalins, etc. Ces expériences de *Schmidt* expliquent pourquoi, ingéré à l'état frais, le lait est plus difficile à digérer que celui qui a été exposé à l'air et s'est caillé sous l'influence de l'acide lactique. En prenant du képhir on introduit dans l'estomac une caséine précisément précipitée par l'acide lactique ; en outre une partie de cette caséine y est déjà dissoute grâce au même acide lactique. Il va de soi que plus le képhir est fort, plus il est riche en acide lactique ; le képhir de deux jours en contient 0,9 pour 100 et quelquefois plus.

C'est à l'acide lactique que le képhir est redevable de son action diurétique. Dans le sang l'acide lactique se trouve sous forme de lactates lesquels s'éliminent par les urines sous forme de carbonates de soude et de potasse.

Enfin une série de recherches récentes a établi l'action nuisible de l'acide lactique pour un grand nombre de bactéries. Il est probable que, lorsque le képhir est administré en très grande quantité, une grande partie de son acide lactique passe de l'estomac dans l'intestin et y contribue à la désinfection du canal intestinal.

Ajoutons que la présence dans l'estomac d'une trop grande quantité d'acide lactique serait nocive, surtout pour les enfants, car l'excès de cet acide fixe les alcalis et la chaux des phosphates en mettant en liberté l'acide phosphorique, ce qui donnerait lieu aux diarrhées et au rachitisme. Aussi, faut-il, dans la préparation du képhir, suivre les règles exposées plus haut, afin de ne pas livrer à la consommation un aliment trop riche en acide lactique.

L'ACIDE CARBONIQUE du képhir provoque dans la bouche une sensation de picotement et dans l'estomac une sensation de chaleur agréable. Grâce à ses propriétés anesthésiantes, l'acide carbonique introduit dans l'estomac avec le képhir peut, dans certaines affections douloureuses, diminuer l'hyperexcitabilité de la muqueuse gastrique ; en outre, en excitant légèrement les terminaisons nerveuses de cette muqueuse, il stimule l'excitabilité de la musculature de l'estomac et augmente la sécrétion gastrique, puis, de la même manière, active le péristaltisme de l'intestin (1).

Les faibles doses d'ALCOOL contenues dans le képhir ne produisent aucune action nocive ; au contraire, elles exercent une influence bienfaisante sur tout le système vasculo-nerveux. Autant l'action sur le cœur de l'alcool à haute dose est néfaste et déprimante, autant elle est favorable lorsque la dose est aussi faible que celle du képhir. Les expériences déjà anciennes de *Cl. Bernard* sur des chiens ont montré que sous l'influence de faibles doses d'alcool la muqueuse gastrique est hyperémiée, sa sécrétion devient plus intense et les contractions de la paroi intestinale sont rendues plus énergiques. Absorbé par le sang, l'alcool excite le cœur et tout le système nerveux. Le pouls s'accélère, les capillaires périphériques se dilatent, l'activité musculaire et psychique sont notablement stimulées. Tous les auteurs qui ont fait des expériences sur l'action physiologique du koumys de jument sont d'accord pour reconnaître que les petites doses d'alcool, contenues dans ce breuvage, exercent précisément une action stimulante sur tout le système nerveux et vasculaire.

Telle est l'action directe de l'alcool ainsi que celle du képhir et du koumys qui en contiennent. Quand nous aurons enfin rappelé que la caséine du képhir est introduite dans l'estomac sous forme d'une émulsion très tenue et qu'en outre le képhir contient des peptones, beaucoup d'hémi-albumose et d'eau, on comprendra que le KÉPHIR DOIVE AMÉLIORER LA NUTRITION, AUGMENTER LE POIDS DU CORPS ET EN OUTRE AUGMENTER TOUTE L'ÉNERGIE VITALE DE L'ORGANISME.

Dans l'appréciation de la valeur thérapeutique du képhir il ne faut pas oublier qu'il permet d'introduire

(1) A s'en rapporter aux observations de *A. Sokolov* (1899, *Comptes rendus du laboratoire d'hygiène de Moscou*), le lait gazeux est plus facilement digéré que le lait ordinaire. Il est très possible que la présence de l'acide carbonique dans le képhir aide aussi à son assimilation.

dans l'organisme de grandes quantités d'eau, laquelle dilue le chyme, puis, absorbée par le sang, lave en quelque sorte les tissus, aide à l'élimination plus rapide des déchets de l'économie ; enfin par son acide lactique il agit comme un diurétique.

De ce rapide aperçu physiologique nous pouvons conclure que le KÉPHIR EST UN EXCELLENT ALIMENT ET QUE C'EST A SA VALEUR NUTRITIVE QU'EST DUE SON ACTION THÉRAPEUTIQUE. Mais il n'y a pas de raison pour considérer le koumys et le képhir comme des produits médicamenteux spécifiques de telle ou telle affection.

LA VALEUR THÉRAPEUTIQUE du képhir découle de son action physiologique. On peut déjà à priori s'attendre à le trouver très efficace dans tous les cas de troubles généraux de la nutrition, dans l'anémie consécutive à des maladies aiguës épuisantes et à des affections constitutionnelles générales, dans les catarrhes gastro-intestinaux et dans toutes les maladies qui provoquent une déperdition générale et exagèrent les oxydations organiques. En un mot, le képhir est indiqué dans tous les cas où était jusqu'à présent indiqué le koumys, c'est-à-dire où il s'agit de suralimenter le malade.

Les observations sur l'action thérapeutique du képhir sont déjà très nombreuses. Parmi celles qui ont été faites en Russie et dans lesquelles le képhir a donné des résultats très satisfaisants dans la phtisie, dans les affections les plus diverses, signalons les publications de *Dmitriev, Goreleitchenko, Gheorghievsky, B. Kozlovsky, Lipsky, Alexeiev, Michelev*. Tous les médecins ont, en outre, eu dans leur clientèle des cas de tuberculose, d'anémie et des malades souffrant de stases veineuses dans le système porte, de catarrhe gastro-intestinal chronique et où le képhir a fait merveille. Dans toutes ces affections, le képhir améliore la nutrition, facilite l'hématopoïèse, aide à la résorption des produits inflammatoires, facilite l'expectoration, agit parfois comme un diurétique et diaphorétique il contribue d'une manière très évidente à la guérison de catarrhes gastriques chroniques et à l'accroissement du poids du corps.

Dans l'Europe occidentale les indications du képhir sont encore plus étendues qu'en Russie. Grâce à MM. *Lépine, Monti, Wyss, Dujardin-Beaumetz, Huguenin et surtout à M. Hayem,* le képhir est largement appliqué dans la plupart des hôpitaux d'Europe, au traitement des affections des voies digestives suivantes : ulcère rond et dilatation de l'estomac, gastrite ou entérite chronique, même avec diarrhée, en général tous les cas qui s'accompagnent de dyspepsie ou de lienterie. Nous avons vu l'année dernière dans le service du Pr *Hayem,* à l'hôpital Saint-Antoine, plusieurs malades atteints d'ulcère rond de l'estomac, entrés à l'hôpital dans un état très grave lequel s'est rapidement amélioré sous l'in-fluence de doses progressivement croissantes de képhir. Le képhir est très utilement employé, même pour combattre le cancer de l'estomac, sans rétrécissement du pylore toutefois (*Hayem, Lipsky*).

Enfin on a décrit des cas où le képhir a donné d'excellents résultats dans le mal de Bright (*Krakauer*), dans la goutte, dans le rhumatisme chronique, dans la cholélithiase (*Dmitriev, Gheorghievsky, Krakauer, Olschanetski, Mandowski*), dans la chlorose et dans divers états anémiques (*O. Wyss, Eickhorst*).

Si dans tous ces états morbides le lait, par ses propriétés diurétiques et en même temps nutritives et fortifiantes, se trouve être le médicament le meilleur, il est évident que le képhir qui possède toutes ces propriétés à un degré plus élevé doit agir d'une façon aussi efficace.

Grâce à l'initiative du Pr *Monti,* de Vienne, le képhir est entré dans la pratique pédiatrique, où il donne de très bons résultats, même chez de très jeunes enfants, dans le traitement des diarrhées. Il est probable que les bactéries képhirienne et lactique introduites avec le képhir, si riche déjà en acide lactique, ainsi que les cellules de levure qu'il contient, agissent d'une manière bactéricide sur les microbes pathogènes de l'intestin, les éliminent peu à peu et exercent ainsi une action curative sur les processus fermentatifs anormaux de l'intestin. C'est à la même action qu'il faut probablement attribuer l'effet heureux du traitement au képhir pour les dilatations de l'estomac et pour les catarrhes intestinaux. Nous connaissons si peu la flore micrographique de l'intestin que nous ne pouvons pas nous passer d'hypothèses pour expliquer ce fait évident qu'un liquide riche en microbes contribue à éliminer les bactéries pathogènes qui avaient provoqué la diarrhée. Cette hypothèse est corroborée par certains faits de la microbiologie relatifs à l'élimination de certaines bactéries d'une culture mixte par les autres bactéries de cette culture. D'ailleurs, quelle autre explication donner à l'action remarquablement favorable de la choucroute dans les catarrhes gastriques avec fermentation et dans la dilatation de l'estomac? Avec la choucroute on introduit une quantité considérable de certaines bactéries et ce sont elles probablement qui chassent ou détruisent les bactéries et les levures qui ont provoqué la fermentation anormale de l'estomac.

Les analyses faites par *Gheorghievsky* et *Alexeïev* donnent une idée plus précise et basée sur des chiffres, de l'action favorable du képhir dans diverses maladies cachectisantes et dans les affections accompagnées d'un ralentissement de la nutrition. Le premier de ces auteurs a démontré qu'une dose quotidienne de 5 à 6 verres de képhir provoque une augmentation considérable de la quantité absolue des matières solides de l'urine et surtout de l'urée. *Alexeïev*, en étudiant, sur l'homme sain, l'assimilation comparée de l'azote avec et sans l'emploi du képhir, trouva que dans le premier cas cette assimilation dépasse de 1,5 pour 100 à 4,6 pour 100 le chiffre d'assimilation lorsque le képhir ne fait plus partie du régime.

En présence de ces faits, on n'a pas lieu de s'étonner qu'un des premiers résultats de l'action utile du képhir se traduise par l'amélioration générale de l'état du malade et par l'augmentation de son poids. Tous ceux qui ont eu occasion de prescrire le képhir dans des affections débilitantes sont unanimes sur ce point.

C'est chez les tuberculeux, bien entendu, qu'on a comme pour le koumys le plus souvent occasion d'observer cet effet, car le principe de la suralimentation dont M. *Debove* a fait tout un système thérapeutique, trouve alors sa meilleure application. Cependant les résultats donnés plus haut montrent qu'on ne doit pas borner le domaine de la képhiro-thérapie à la tuberculose ; il faut au contraire l'étendre, en se guidant par ce principe que le KÉPHIR NE CONSTITUE PAS SEULEMENT UNE BOISSON TRÈS DOUCE, TRÈS ASSIMILABLE, ET D'UNE ACTION DIURÉTIQUE, DONT ON PEUT INGÉRER DES QUANTITÉS ÉNORMES (15 à 20 verres et plus par jour) SANS SURCHARGER LES VOIES DIGESTIVES ; C'EST ENCORE UNE BOISSON QUI PEUT, GRACE A SES MICRO-ORGANISMES ET A SON ACIDE LACTIQUE, AGIR FAVORABLEMENT SUR LA FLORE GASTRO-INTESTINALE EN EN ÉLIMINANT LES ÉLÉMENTS PATHOGÈNES (1).

Les CONTRE-INDICATIONS du képhir sont très limitées ; elles sont les mêmes que celles du koumys.

Le képhir est contre-indiqué chez les malades, chez lesquels se trouve déjà contre-indiqué l'alcool même à très faible dose, l'acide carbonique et l'acide lactique, chez ceux enfin qui doivent éviter une suralimentation albuminoïde.

Par conséquent les malades à système vaso-moteur hyperexcitable, surtout s'ils sont en même temps atteints d'une cardiopathie, s'abstiendront du képhir.

---

(1) Fait intéressant : le lait gazeux diminue déjà beaucoup plus énergiquement le nombre de bactéries des matières fécales que ne le fait le lait simple (*Rennert*, *Rosenblat*).

De même encore il est non seulement inutile, mais même dangereux dans la pléthore, avec artériosclérose et tendance aux hyperémies cérébrales et apoplexies. Chez les tuberculeux, ayant des hémoptysies abondantes, chez les enfants rachitiques chez lesquels l'insuffisance de la précipitation des sels de chaux dans les os semble être due à un excès d'acide lactique dans les muscles et en général dans l'économie, on s'abstiendra également de recommander le képhir.

Enfin il est inutile de prescrire le képhir aux gens ayant une tendance à l'obésité ; ceci est suffisamment démontré par ce qui précède pour qu'il soit nécessaire de nous étendre à ce sujet.

En ce qui concerne le MODE D'EMPLOI DU KÉPHIR il ne faut pas perdre de vue le fait suivant. Puisqu'il est démontré que le képhir agit surtout par ses hautes qualités nutritives et non par des substances médicamenteuses spéciales, il va de soi qu'on ne peut s'attendre à obtenir un effet satisfaisant qu'en le prescrivant à hautes doses. Rien d'étonnant que le malade qui en boit un demi-verre ou un verre par jour ne voie pas son état s'améliorer. Il faut en prendre au moins 6 à 8 verres par jour ; en commençant par un ou deux ; les malades atteints d'ulcères de l'estomac commenceront même par des doses plus faibles, de petits verres ou même des cuillerées. Les malades atteints de catarrhes de l'estomac, de dyspepsie, d'anémie grave, les femmes épuisées par des accouchements laborieux et des métrorrhagies, enfin les très jeunes enfants boiront du képhir préparé avec du lait dilué d'eau. Ce képhir est assimilé très facilement et sans la moindre fatigue de l'estomac, même à très fortes doses, par ces malades ; leur appétit s'en trouve même augmenté. Avec de l'habitude on peut prendre 20 à 30 verres de képhir sans surcharger l'estomac ; mais pour commencer il faut le boire par petites gorgées.

Il n'y a aucune indication spéciale en ce qui concerne l'époque de son emploi : on peut boire du képhir en toute saison ; il n'implique non plus aucun régime ; il suffit seulement de ne pas prendre du thé ou de l'eau après le képhir, ni manger beaucoup de fruits riches en eau, mais cela simplement pour pouvoir en absorber de plus grandes quantités.

Les exercices au grand air et les promenades sont nécessaires, surtout à ceux qui prennent beaucoup de képhir.

La durée de cette médication peut être illimitée. La plupart des scrofuleux, des tuberculeux, des cachectiques devraient remplacer toujours le lait par du képhir préparé avec du lait bouilli.

Il ne faut pas oublier que le képhir faible est un laxatif, tandis que le képhir fort est un constipant. Il en est de même pour le koumys. Cette action peut s'expliquer par ce fait que le képhir et le koumys faibles sont encore assez riches en lactose lequel diffuse difficilement et entrave ainsi la résorption complète dans le canal intestinal ; par contre dans le képhir fort presque tout ce qui est ingéré est presque entièrement résorbé grâce à la facilité d'assimilation de la caséine dissoute et probablement aussi des peptones, de sorte que des quantités très faibles seulement en parviennent jusqu'au rectum. Le képhir gras agit également comme un léger laxatif, à cause de sa richesse en beurre. Connaissant cette action spéciale des divers képhirs, on peut, selon les cas, en modifier les indications, d'après l'état du canal intestinal. En général il est préférable de faire usage de képhir moyen, c'est-à-dire de képhir de deux jours. Les anémiques, les personnes sujettes aux constipations qui voudraient boire du képhir ferrugineux, ne doivent pas oublier que déjà le fer par lui-même prédispose à la constipation ; aussi devront-ils s'abstenir du képhir ferrugineux fort et ne se permettre que le képhir faible ou tout au plus le képhir moyen.

BIBLIOGRAPHIE DU KÉPHIR

TRAVAUX PUBLIÉS EN LANGUE RUSSE

Alexeïev. — Contribution à l'étude de l'assimilation de l'azote de l'alimentation sous l'influence du képhir. *Thèse,* 1888.

T. Bogomolov. — *Revue générale des travaux sur le képhir.* Mejdounarodnaïa klinika (Clinique internationale), 1882, n° 4.

Bogolubov. — Képhir. Moscou, 1888.

I. Gheorghievsky. — Etude clinique sur le képhir ; sa valeur thérapeutique. *Wratch,* n°s 22 et 23.

K. Goreleitchenko. — Du rôle du képhir en thérapeutique. *Comptes rendus de la Société médicale de Mohilev,* n° 4, 1883, 3 janvier.

P. Goutkovsky. — Le champignon et la fermentation képhiriques. *Jour. Rous. Obchtch. Okhr. Narod. Zdravia,* 1897.

Djoghine. — *Comptes rendus de la Société médicale du Caucase,* 1866.

V. Dmitriev. — Le kapir ou képhir, véritable koumys préparé avec du lait de vache. *Klinitcheskaïa Gazeta,* 1882, n° 16.

— Le kapir ou képhir, notice sur son mode de préparation et son action sur les malades. Jalta, 1883, 1re édition.

— Le képhir, boisson médicamenteuse préparée avec du lait de vache. Saint-Pétersbourg, 1899; 7e édition.

E. Kern. — Du ferment du képhir. *Meditzinskoïé Obozrenié,* 1882, janvier, p. 169-170.

B. Kozlovsky. — *Comptes rendus de la Société médic de Kiev,* 1883, *Wratch,* 1889,

M. Kotzine. — Contribution à l'étude de l'assimilation du képhir du commerce. Moscou, 1897.

Lipsky. — *Wratch,* 1888.

Michelev. — Contribution à l'étude de l'assimilation de la graisse du képhir par les tuberculeux. *Thèse,* Saint-Pétersbourg, 1891.

Organovitch. — Communication sur la préparation du képhir. *Wratch,* 1882, n° 51.

P. PIASSETZKY. — Képhir, boisson faite avec du lait de vache. *Travaux de la Société des médecins russes de Saint-Pétersbourg*, 1882, fas. 2, p. 81.

— Le képhir, boisson caucasienne préparée avec du lait non écrémé. *Annuaire médical*, 1883, p. 141.

V. PODWYSSOTZKY. — Le képhir. Kiev, 1883, édit. 1, 2, 3, 1884, 4e édition.

— Sur la structure du grain de képhir, à propos de l'article de STROUVÉ. *Wratch*, 1884, 34.

A. SADOWÈNE. — Du képhir et des modifications subies par le lait pendant la fermentation képhirique ; composition du képhir. *Wratch*, 1883, nos 27, 28, 29.

SIPOVITCH. — Communication sur le képhir. *Comptes rendus de la Société médic. du Caucase*, 1867, 1er juillet.

SKLOTOVSKY. — *Wratch*, 1883.

STROUVÉ. — *Wratch*, 1884, no 34.

P. SOROKINE. — Du ferment du koumys. Note préliminaire lue à la *Société médic. de Kazan*, 1882, séance du 21 décembre.

— Chapitre sur le képhir dans l'ouvrage « Les parasites végétaux », 1882-1884.

I. SOBOLEV. — Le képhir, sa composition, sa valeur physiologique et thérapeutique. Moscou, 1884.

TCHERNOVA-POPOVA. — Travaux de la *Société des médecins russes*, 1883-1884.

I. SHABLOVSKY. — Le képhir, *Voïeno-Meditz. Journ.*, 1887, janvier, p. 19-29.

D. SHIPINE. — Bactériologie du koumys. *Thèse*, 1899.

STANGÉ. — Koumysso et képhirothérapie. « Traité » de Ziemssen, 1886.

A. SHTSHASTNY. — De l'organisation estivale de campements sanitaires dans l'arrondissement militaire de Kiev, dans le but de traiter les soldats malades par le « koumys de vache » ou képhir. *Voïeno-sanitarnoïé Diélo*, 1882, nos 42-44.

ESSAOULOV. — Le képhir, étude chimique et bactériologique. *Thèse*, Moscou. 1895.

TRAVAUX PUBLIÉS EN D'AUTRES LANGUES

EDUARD KERN. — Ueber ein neues Milchferment aus dem Kaukasus. *Bulletin de la Société impér. des Naturalistes de Moscou*, 1883, no 3, p. 141-177.

— Ueber ein Milchferment des Kaukasus. *Botan. Zeitung*, 1882, no 16.

NENCKI. — *Gazeta lekarska*, 1882.

WYSZYNSKI. — *Ibidem*, 1883, et en tirage à part Warzawa, 1885.

W. PODWYSSOZKI. — Kephir, kaukas Gährungsferment und Getränk ans Kuhmlich. Uebers. von d-r Schmidt. St-Petersbourg, 1884.

W. DMITRIEFF. — Kefir oder kapir. Uebers. E. Bothmann, 1889.

— Le képhir. Traduct. du russe, 1887.

ZBOROWSKI. — Le képhir. *Union médicale*, 1889.

KRANNHALS. — Ueber ein neuer Milchferment. (*Deut. Arch. f. klin. med.* Bd. 35, 1884.

MAXIMOW. — Sur le képhir. *Semaine méd.*, 1884.

UCKE. — Der kephir. *Zeit. f. Therapie*, 1884.

MANDOVSKI. — Ueber den kephir. *Deutsche med. Wochenschr.*, 1884.

BRAININ. — Ueber den kephir. *Zeit. f. Therapie*, 1884.

HUEPPE und STERN. — Ueb. d. kephir. *Deut. med. Wochensch.*, 1884.

GEBHARDT. — Ueber kephir, seide Bereitung und therapeut. Verwendung. Dis. Würzburg, 1884.

DUJARDIN-BEAUMETZ. — Leçons de clinique thérapeutique, 1885, 4e édition, pag. 229-301.

BOURQUELOT. — Les microbes de la fermentatiou alcoolique du lait. *Revue scientifique*, 1886, nº 6.

SAILLET. — Laits fermentés et leurs usages thérapeutiques. Paris, 1886.

WEISS. — Ueber kephir. *Wien. med. Wochenschr.*, 1886.

THEODOROFF. — Historische und experimentelle Studien ueber den Kephir, Würzburg, Dis., 1886.

HEILPERN. — Kefir (Wiadomosci farmaceutyczny, 1886).

A. KVASNICKA. — O kefiru a vyrobě jeho (Casopis lekaru ceskych, 1887, c. 25).

MUDRA. — Kefir-kravski kumys (*Ibidem*, c. 91).

M. MERHANT. — Kefir-kravski kumys (*Ibidem*, c. 18).

MONTI. — Ueber kefir und seine Anwendung in der Kinderpraxis. *Wien. allg. med. Zeit.*, 1887, nos 22, 23.

L. NENCKI I ALEX. FABIAN. — O przetvorach fermentovanych z mleka, o kumysie a kefirze. *Gazetta lekarska*, 1887, nos 3, 4, 8.

R. LEPINE. — Sur le kephir. *Semaine méd.*, 1887, nº 4.

KOSTA DINITICH. — Le kephir ou champagne laité du Caucase. Paris, 1888.

GETSEL. — Kefir o vero kummis de latte di vacca, Napoli, 1888.

MARPMAN. — Pharmaceut. Centralhalle, 1888.

HAMMARSTEN. — Unters. von Kefir. *Centralblatt f. Agriculturchemie*, 1888, pag. 413.

OLSCHANETSKI. — Ueb. d. Kephir. *Deutsche med. Wochenschrift*, 1890.

J. NEEBE. — Therap. Monatshefte, 1890, IV.

W. BEYERYNCK. — Kefir. (Vierteljahreschrift üb. d. Fortschr d. Chemie d. Nahrungsmittel, 1891, nº 7).

O. SCHUURMANS-STOKHOVEN. — Sacharomyces kefyr. (Diss. Utrecht, 1891).

LANGER. — Kreosotal-kefir, Arsen-kefir, etc. *Wien. med. Presse*, 1895.

E. FREUDENREICH. — Bacter. Unters. ub d. kefir. *Centralbl. f. Bacter, und Parasit.* Abth. II, 1897.

HAYEM. — Les grandes médications.

KRAKAUER. — Ueb. d. Nähr-und Héilwerth des echten Kefir in Krankheinten der harnsauren Diathese. *Wien. med. Presse*, 1898; n° 4.

V. MRÁZEK. — Kefir a jeho vyznam. (Casopis lékaru ceskych, 1900, n° 4-6).

CAPITAN. — Le kephir. *Méd. moderne*, 1900, n° 69.

L. HALLION. — Le kephir, *Presse médicale*, 1900, n° 43.

L. HALLION et H. CARRION. — La késirothérapie, *Presse médicale*, 1901, 27 Février et 2 Mars.

TABLE

CHARTRES. — IMPRIMERIE DURAND, RUE FULBERT.

CHARTRES. — IMPRIMERIE DURAND, RUE FULBERT.

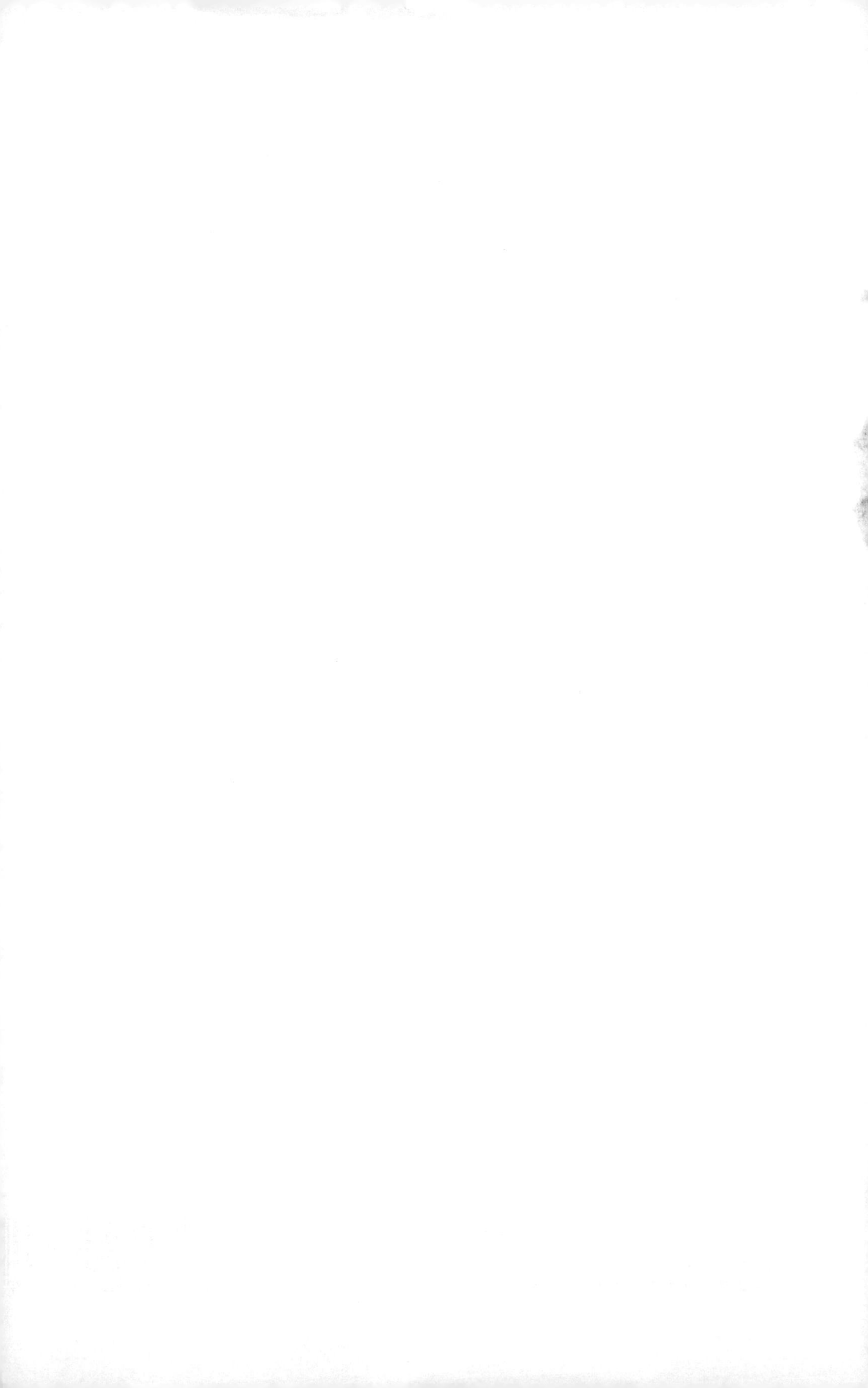

www.ingramcontent.com/pod-product-compliance
Ingram Content Group UK Ltd.
Pitfield, Milton Keynes, MK11 3LW, UK
UKHW012054240726
13965UKWH00003B/1285

9 782013 067744